生命历程事件
与中老年健康

LIFE COURSE EVENTS
AND THE MID-LATE LIFE HEALTH

李晓敏　姜全保　著

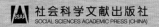
社会科学文献出版社
SOCIAL SCIENCES ACADEMIC PRESS (CHINA)

目　录

第一章

绪　论

一　问题提出

（一）中国人口快速老龄化

作为世界上人口最多的国家，中国的人口老龄化问题一直是政府和学界关注的焦点。自 20 世纪 90 年代以来，中国老年人口的规模不断扩大。2005 年全国 1% 人口抽样调查数据显示，60 岁及以上的老年人口数为 1.44 亿，占总人口的 11.03%，其中 65 岁及以上的老年人口数为 1.00 亿，占总人口的 7.69%（国务院全国 1% 人口抽样调查领导小组办公室、国家统计局人口和就业统计司，2007）。2010 年人口普查数据显示，60 岁及以上老年人口数达到 1.78 亿，占总人口的 13.26%，其中 65 岁及以上老年人口数为 1.19 亿，占总人口的 8.87%（国务院人口普查办公室、国家统计局人口和就业统计司，2012）。与 2005 年全国 1% 人口抽样调查数据相比，2010 年 60 岁及以上老年人口的比例上升了 2.23 个百分点，65 岁及以上老年人口的比例上升了 1.18 个百分点。2015 年全国 1% 人口抽样调查数据显示，60 岁及以上人口数约为 2.22 亿，占总人口的 16.15%，其中 65 岁及以上老年人口数约为 1.44 亿，占总人口的 10.47%（国务院全国 1% 人口抽样调查领导小组办公室、国家统计局人口和就业统计司，2016），同 2010 年的人口普查数据相比，60 岁及以上人口的比例上升了 2.89 个百分点，65 岁及以上人口的比例上升了 1.60 个百分点。

中国老年人口数量增长速度快、老龄化速度快。西方发达国家的人口结构从成年型过渡到老年型，用时几十年甚至上百年，比如英国和美国分别用时 80 年和 60 年，法国用了 115 年（王俊，2011）；但中国实现这样的过渡只用了 18 年。人口快速老龄化带来了一系列社会和经济问题。老年人口对医疗卫生、健康保健和长期照料的服务需求增加，而社会可提供的服务不能满足老龄化社会的需求。尤其是中国的经济发展水平相对落后，人口老龄化与中国的经济发展不协调，表现为"未富先老""未备先老"型的老龄化社会。目前，保障老年人权益的社会基础建设还比较薄弱，保障老年人口健康生活的养老、医疗保障制度还不完善，保障水平较低。老年人口健康生活的维护问题成为全社会共同关注的热点问题。

（二）中老年人口健康状况差

伴随着老年人口数量的快速增加，身体健康状况差的老年人口数量也在增加。2005 年全国 1% 人口抽样调查数据表明，在 1.44 亿的 60 岁及以上老年人口中，身体健康者所占比例为 60.31%；基本能保证正常工作和生活者所占比例为 23.20%；不能正常工作或生活不能自理者占比为 15.02%；还有回答为说不准确的，所占比例为 1.47%（陈友华、徐愫，2011）。2010 年人口普查数据显示，60 岁及以上老年人口数为 1.78 亿，身体健康者所占比例为 43.82%，基本健康者（健康状况一般，可以保证日常的生活）所占比例为 39.33%，不健康但生活能够自理的比例为 13.90%，生活不能自理的所占比例为 2.95%（国务院人口普查办公室、国家统计局人口和就业统计司，2012）。可见，老年人中身体健康者所占的比例下降，基本健康者所占的比例明显上升，不健康者的比例在 2010 年上升至

16.85%。2011 年全国老龄工作委员会办公室发布的《全国城乡失能老年人状况研究》显示，"2010 年末全国城乡部分和完全丧失生活自理能力的老年人约 3300 万人，占老年人口总数的 19.0%，其中完全丧失生活自理能力的老年人 1080 万人，占老年人口总数的 6.2%"[①]。

步入老年期，老年人会有较长时间生活在日常生活自理能力受限的状态之中。调查数据显示，65 岁老人的期望寿命为 16.1 年，其中 8.7 年为健康状态，4.7 年为工具性日常生活自理能力受限（主要指在从事做家务杂事、做饭、采购、骑车、处理个人事务等活动时需借助工具完成）状态，2.7 年为躯体性日常生活自理能力受限状态。80 岁老年人的期望寿命为 7.1 年，其中仅有 1.5 年为健康状态，2.9 年为工具性日常生活自理能力受限状态，2.7 年为躯体性日常生活自理能力受限状态（Jiang et al.，2016）。

中年人口的健康状况同样值得关注。作为从青年向老年过渡的阶段，中年时期个人的生理和心理状况逐渐发生一系列变化，外貌、形态和各个器官功能都逐渐开始有老化的迹象，记忆力逐渐衰退，思维敏感度也开始下降，开始有了衰老的心理感受，而且这种心理的衰老感伴随着年龄的增长会越来越强烈。步入中年，伴随个体的器官机能逐渐衰退，中年人的生理和心理状态都会发生变化，但是中年人往往不能感知和认识到这些细微的变化，伴随时间的推移，这些变化对个体的身心健康会产生一定程度的影响。中年时期也出现了"过早老龄化"的现象，尤其是 50 岁以上的中年人，他们承受着来自家庭、工作、经济等方面的多重压力，面对多重角色的冲突，老年人常有的慢性病在这个群体中也逐渐增多，使得 50 岁以上的中年人"过早老龄化"。

中老年人之所以会产生衰老感，与个人的身体健康状况、心理

[①]　http://politics.people.com.cn/GB/1026/14045819.html.

感知状况以及生活环境相关。每个人都会逐渐地衰老，但个体的衰老表现差异很大，即使在同龄人之间，个体的健康状况差异也很大。除了个体的营养、生活习惯、生活环境以及医疗条件等因素之外，个体的婚姻、生育以及工作状况对健康也会产生影响，这也是本书研究生命历程事件与中老年健康关系的出发点。

（三）中国的养老保障制度还不健全

2010 年人口普查资料显示，65 岁及以上的城镇老年人中有50.91% 主要依靠离退休金和养老金生活，有 35.19% 的老人主要依靠家庭其他成员供养，以自己劳动收入为主要生活来源的老年人占比 7.87%（国务院人口普查办公室、国家统计局人口和就业统计司，2012）。在农村，65 岁及以上老年人的主要生活来源为家庭其他成员供养的占比为 58.97%，28.48% 的老年人依靠自己的劳动收入生活，只有 4.86% 的老年人的主要生活来源是离退休金和养老金（国务院人口普查办公室、国家统计局人口和就业统计司，2012）。

中国政府针对城镇非就业人口和农村人口的养老保障制度起步晚、保障水平低。2009 年 9 月开展了新型农村社会养老保险试点工作；2011 年 7 月启动了城镇居民养老保险试点工作；2014 年这两项试点合并成全国统一的城乡居民基本养老保险制度。截至 2018 年底，全国城乡居民基本养老保险参保人数为 52392 万人[①]。2017 年12 月，城乡居民基本养老保险月人均养老金为 125 元[②]，这种养老保险不是保险制度，是基于财政转移支付的一种福利制度，保障水平较低。由于养老保障制度不健全，家庭供养仍然是主要的养老方式，因此保持老年时期的身体健康，对个人和家庭都非常重要。

（四）中国的婚姻和生育状况

婚姻和生育往往受到社会制度和文化的影响，伴随着经济、社

---

① 《全国城乡居民养老保险参保人数已有五亿多人》，人民网，http://society.people.com.cn/gb/n1/2019/0228/c1008-30907479.html。

② https://www.sohu.com/a/226743519_123753。

会和文化的发展，人们的婚育观念和行为也会发生改变。多年来，虽然制度变革对人们的婚育观念和行为带来了很大的冲击，但由于长期受儒家文化的影响，传统婚育观念中的一些习惯仍然影响着人们的婚姻和生育行为。

从婚姻匹配的角度来看，中国传统的婚姻匹配模式讲究"门当户对"，即男女双方会选择与自己家庭背景和社会地位相当的人结婚。除了"门当户对"的传统，择偶时还讲究"男高女低"（徐安琪，1997、2000），男性一般会选择与比自己年龄小、受教育程度低，收入低于自己的女性成婚，而女性也往往会要求男性配偶的受教育程度和收入高于自己。虽然随着社会变迁，人们对婚姻匹配更看重配偶的个人素质和个人的教育背景，但是"男高女低"的婚配模式仍然存在。

生育和婚姻不可分割。中国的婚姻缔结源于种族的延续，婚姻的根本目的是生育子嗣和延续血脉（费孝通，2012）。早婚早育、多育、重男轻女的"早、多、男"是中国传统婚育观念的基本特征。多子多福、多子多孙、子孙满堂可光宗耀祖等理念为人们所推崇（齐晓安，2006）。但随着社会和经济的发展以及计划生育政策的实施，中国人的婚育观念在逐渐改变。

中国的生育政策经历了一个从鼓励生育到节制生育与反复再到限制生育的发展过程（王广州、胡耀岭，2012）。从1949年中华人民共和国成立到20世纪60年代，政府先是鼓励生育，然后节制生育，并在70年代初提出"晚、稀、少"的生育政策。进入80年代，计划生育政策开始缩紧，严格控制二孩生育。中国的总和生育率（TFR）在20世纪60年代及以前保持在6左右，自70年代开始实施计划生育以来大幅度下降，1970年为5.8，1980年下降为2.3；80年代在2以上波动（梁中堂、谭克俭、景世民，2000；郭志刚，2010），90年代进一步降到更替水平以下（郭志刚，2010）。生育政策深刻地影响了中国妇女的生育子女数量。

在过去，中国女性生育较早，初育年龄较低。在 20 世纪 50 年代，中国女性的平均初育年龄为 21.9 岁，60 年代为 22 岁左右（陈友华，1991），70 年代为 23.2 岁（李国经，1988），22 岁之前生育第一个孩子的比例有所下降。20 世纪 80 年代的早育比例比 70 年代有所回升，比如河北省 22 岁之前生育第一个孩子的比例由 13.7% 上升至 18.5%，而陕西省由 23.3% 上升至 24.8%。1980 年，江苏省 15～19 岁组女性生育过的比例为 0.94%，而 1986 年该年龄组的生育比例达到 4.78%（江苏省人口普查办公室，1988）。医学上认为，在女性身体没有完全发育成熟之时生育，对其身心健康是有伤害的，而且这种伤害会长期累积，影响中老年时期的健康。

在过去，晚育现象也比较普遍。20 世纪六七十年代，女性生育子女数量多，生育期比较长，结束生育较晚，35 岁之后仍然有很大比例的女性生育。1982 年普查数据显示，45～49 岁育龄妇女中有 65% 的人曾经生育至少 5 个孩子。1960～1972 年，在所有出生的孩子中，农村中五胎及以上胎次孩子所占的比例高于城市（李国经，1988）。20 世纪 60 年代，第五胎次的平均生育年龄为 35.8 岁；70 年代，第五胎次的平均生育年龄为 35.6 岁（李国经，1988）。由此可见，女性多胎、高龄生育情况严重。1965 年妇女平均终育年龄为 38.86 岁，生育期平均长度为 17.23 年；1975 年妇女平均终育年龄为 35.00 岁，生育期平均长度为 11.34 年（郭东海，1994）。由此可见，女性生育期长，结束生育时年龄较大。计划生育政策严格实施之后，1987 年的平均终育年龄为 30.44 岁，生育期平均长度仅为 7.90 年（郭东海，1994）；但多胎生育现象仍然存在，仅 1989 年三孩以上孩次的出生人口就高达 462 万人（孙怀阳、李希如，1992）。目前，随着中国计划生育政策的调整和“全面二孩”政策的实施，一些因生育政策限制而没有生育二孩但现在已经处于高龄的女性积极地备孕二胎，高龄生育对女性的健康影响成为社会关注的问题。35 岁之后仍然生育是否会对中老年期的健康有影响，是值得研究的重要问题。

就丧偶状态而言，老年人口的丧偶比例高。1990年人口普查数据显示，60岁及以上老年人口中丧偶男性有1088.9万人，丧偶比例为23.58%；丧偶女性有2614.7万人，丧偶比例为51.71%。2000年人口普查数据显示，60岁及以上老年人口中丧偶男性有1221.3万人，丧偶比例为18.72%；丧偶女性有2902.2万人，丧偶比例为41.84%。2010年人口普查数据显示，丧偶男性有1419万人，丧偶比例为16.30%；丧偶女性有3345万人，丧偶比例为36.95%（王广州、戈艳霞，2013）。随着老龄化的加速和老年人口的增多，丧偶老人的数量增多。

丧偶女性在婚姻市场上往往处于劣势，再婚时对配偶各方面的要求均有所降低（徐佳，2015）。曾毅和王德明（1995）根据1985年国家统计局组织的第一期深入的生育力调查数据进行的研究表明，再婚率随着丧偶时间的延长而下降，妇女丧偶后0~4年再婚率为13.37%，丧偶5~9年再婚率为5.13%，丧偶10~15年再婚率为1.86%。而根据丧偶后再婚率的年龄分布来看，丧偶后妇女再婚率的峰值在20~24岁，再婚率为37.37%，之后再婚率不断下降，到45~49岁年龄组，再婚率仅有4.85%。可见，社会与家庭对中老年丧偶妇女的再婚支持程度低。

从总体再婚状态来看，国家统计局2005~2014年各年份人口变动抽样调查数据显示，丧偶人口所占比例在5%~6%，而再婚（包括离异和丧偶后再婚）人口所占的比例在2%左右[①]。传统的男尊女卑思想的长期影响、根深蒂固的"男高女低"婚配观念深刻影响了人们的再婚选择。在再婚市场，可以匹配的适龄适婚人群数量有限，再婚选择范围受限。不过伴随社会经济的变革，婚姻观念有所转变，人们对同居行为越来越宽容，同时为减少子女对财产等问题的纠葛，

---

① 《人口抽样调查样本数据》，中华人民共和国国家统计局官网，http://data.stats.gov.cn/easyquery.htm? cn = C01。

很多丧偶或离异者选择与异性同居生活，尤其在中老年人口中出现"搭伙"同居现象，既可以获得婚姻生活的情感慰藉和扶持，也避免了家人因财产的分割而对再婚的阻挠。

从以上的分析不难看出，随着社会的发展，人们的婚姻、生育观念及行为都在逐渐发生变化。

二　理论背景

跨学科已经成为研究中老年健康问题的趋势。早期关于老年健康问题的研究大部分集中在医学和老年学学科，研究的重点为影响老年人口健康的个体微观因素（王俊，2011）。随着学科的发展，经济学、社会学、人口学、法学、伦理学和教育学等社会学科也开始涉及老年健康方面的研究，从而逐渐丰富了对中老年健康问题的跨学科研究。经济学将老年健康领域视为一个市场体系，从市场需求和供给的角度分析老年人普遍存在的现象，追求提高市场运行效率的目标，致力于提供宏观政策制定方面的建议（王俊等，2012）；而社会学则关注老年人的社会参与、社会生活、社会组织、社会活动、社会关系等与老年健康有关的问题，以及社会保障制度、人口老龄化趋势和社会影响等问题；人口学使用人口统计、人口预测的方法，研究人口老龄化趋势及其对人口结构的影响，研究老年健康与经济、社会和生态等因素的密切关系。各个学科的研究互相渗透和交融，成为研究中老年健康问题的一个趋势。

关于婚姻理论，影响较大的是婚姻市场理论、社会交换理论和进化心理学等理论（王宇中，2006）。婚姻市场理论将经济学中的效用理论应用于婚姻行为，认为婚姻带给个人的效用大于单身。在一夫一妻制的约束下，人们会根据自己的婚姻资源量，选择一个与自己条件相称的异性结婚，这就是贝克尔的"相称婚配"原理（齐良书，2008）。进化心理学认为在人类进化的过程中，个体会寻找有利于繁殖后代的配偶，男性喜欢寻找年轻、漂亮的女性，而女性喜欢寻找那些经济基础好、有责任感、有能力的男性一起生育后代（王宇中，2006）。这些婚姻理论暗含了婚姻是对夫妻双方都有益的选择，会对健康起到一定的促进作用。

婚姻与健康的理论包括婚姻资源理论和婚姻匹配理论，婚姻资源理论认为婚姻提供夫妻共享的社会、经济和心理资源，促进夫妻的健康；而婚姻匹配理论则从同质婚姻和异质婚姻方面来探讨夫妻的健康状况。

生育与健康关系的理论涉及生物学和社会学理论，生物学理论认为生育本身会对女性的健康产生影响，而社会学理论认为与生育相关的社会成本等因素会对健康产生影响。

婚姻生育是步入成年期后的重要生命历程事件，生命历程累积劣势理论认为成年期的婚姻、生育、工作等事件中的劣势因素的累积，会影响生命中后期的健康状况。

综合以上现实背景和理论背景，在借鉴各学科研究成果的基础上，本书从生命历程入手，研究婚姻匹配、生育、丧偶、再婚、工作对中老年健康的影响。中国人口的老龄化日趋严重，研究生命历程与中老年健康问题不仅对现在的中老年群体具有重大意义，而且对下一代中老年群体的健康有一定的借鉴作用。

三 基本概念

（一）中老年期

世界卫生组织界定 45～59 岁为中年，60 岁及以上为老年，60～74 岁为年轻老年人，75～89 岁为老年人，90 岁及以上为长寿老人。中华全国青年联合会认为 40 岁开始步入中年，也有研究把 35～60 岁统称为中年，35～40 岁为中年初期，41～50 岁为中年中期，51～60 岁为中年后期。2001 年《中国自然医学》第 4 期中的资料显示，

49～59 岁为老年前期，这个年龄段的人口称作中老年人，60～89 岁为老年期，该年龄段的人口称作老年人，90 岁及以上的人称为长寿老人[1]。

学者在研究中对中老年期的年龄界定也不统一。陈文娟（2009）在中年农村居民养老观念与养老保险有效需求的研究中，将 35～59 岁界定为中年，60 岁及以上界定为老年。在波多黎各中老年的抑郁症与药物使用的关系这一研究中，中年被试者的年龄从 50 岁开始。Ploubidis 和 Grundy（2009）在研究欧洲中老年人的心理健康时，研究对象的年龄也是从 50 岁开始。

本书主要研究生命历程事件对个体中后期健康的影响，对中老年期的界定为 50 岁及以上。

（二）中老年期健康

世界卫生组织关于健康的定义是"健康不仅仅是没有疾病或者身体虚弱，它是人的生理、心理和社会适应的完善状态"。中老年期健康一般包括三个方面，即生理健康、心理健康和社会适应性。目前对中老年期健康指标的测量主要分为两类，第一类是综合健康功能评估，从躯体健康、精神健康、社会心理、环境状况等多个维度测量中老年人的健康功能水平，其目的是评估老年人的医疗、社会心理、行为功能等多方面的问题，而且可以反映老年人的保健需求。评估的主要量表是老年人资源与服务 OARS 量表（Older American Resources and Services）、综合评价 CARE 量表（The Comprehensive Assessment and Referral Evaluation）、多水平评价 PGCMA 问卷（Philadelphia Geriatric Centre Muti-level Assessment Instrument）。第二类是对中老年期健康进行分项测量，分项测量是根据不同的测量项目来建立指标，一般包括患病率、患病情况和死亡率、日常生活自理能力，日常生活自理能力包括躯体性日常生活自理能力（Activities of Daily

---

① 关于划分中老年人年龄的标准，参见《中国自然医学》2001 年第 4 期小资料。

Living）与工具性日常生活自理能力（Instrumental Activities of Daily Living）、健康期望寿命（Healthy Life Expectancy）、自评健康、生活满意度、心理健康等指标。

也有研究将中老年人健康测量指标分为主观健康指标和客观健康指标。主观健康指标包括自评健康，生活满意度，焦虑、抑郁程度评价等指标；客观健康指标包括患病情况（慢性病患病或特定疾病的患病情况）、日常活动能力评价等指标（Read et al.，2011）。

本书对中老年期健康进行了分项测量，使用抑郁程度测量心理健康、使用躯体性日常生活自理能力指标（ADL，简称生活自理能力）测量生理健康、使用健康自评作为综合的健康评价。抑郁程度、生活自理能力、健康自评这三个指标能够比较全面地评价中老年期的健康状况。

（三）生命历程事件

根据生命历程理论，生命历程大体是指在人的一生中随着时间的变化而出现的受到文化和社会变迁影响的年龄层级角色和生命事件序列。每个人都会经历儿童阶段、成人阶段、老年阶段，每个阶段由于个人、家庭和社会环境的综合影响，健康状况均有差异，例如儿童期的经历会影响儿童期的健康状况，也会影响中老年时期的健康状况。在成年期，要经历的重要的生命事件一般包括接受教育、参加工作或辞职、结婚、生育、迁移、退休等事件。这些生命事件会影响个人未来的生活状态和身心健康。

本书主要研究成年期经历的婚姻、生育和工作。婚姻在这里主要是指婚姻匹配，经历丧偶、离婚、再婚等事件；生育是指生育子女数量、是否经历早育和晚育事件；工作是指是否在体制内工作。

（四）婚姻匹配

婚姻匹配是男女双方在一定的社会经济和文化传统背景下，根据双方的家庭背景和个人特征选择合适的配偶进入婚姻的行为（Tzeng，1992；齐亚强、牛建林，2012）。婚姻匹配可以分为先赋性匹配和自致性匹配，前者指的是主要根据双方的家庭背景进行匹配，家庭背景包括父母的阶层、种族、民族、经济地位（收入、职业、教育背景）等因素，而后者主要是个人特征匹配，包括个人年龄、收入、教育、职业、外貌、能力等因素。

当前婚姻匹配中，自致性因素的重要性不断上升（Zijdeman and Maas，2010）。男女在择偶时更看重对方的条件，其中年龄和教育的匹配是重点关注部分。因此本书中涉及婚姻匹配的研究，重点研究自致性婚姻匹配中的年龄匹配和教育匹配。

（五）生育

《现代汉语词典》将生育定义为"生孩子"。根据国际人口科学研究联盟（International Union for the Scientific Study of Population）编著的《多语种人口学词典》，生育是指生育行为，对生育的研究是考察与生育有关的现象。生育作为一种社会现象兼有三个特征，即数量、时间和性别。数量就是生育多少个孩子；时间就是什么时间生育，包括生育每个孩子的年龄（时间）、生育间隔等；性别就是男孩还是女孩（顾宝昌，1992）。本书涉及的生育包括生育的数量和生育的年龄（早育和晚育）。

（六）再婚

再婚包括丧偶后再婚与离婚后再婚。丧偶是指夫妻一方死亡而引起的婚姻关系的终止，是一种被动的婚姻终止状态。丧偶后再婚，是丧偶之后再次结婚，表现为丧偶后通过与新的配偶进行结婚登记，重新处于已婚状态。离婚是指夫妻双方通过协议或诉讼的方式解除婚姻关系，终止夫妻间权利和义务的法律行为。离婚后再婚表现为离婚者通过与新的伴侣登记结婚，再次进入已婚状态。此外还有一种状态，即虽然没有与异性正式领取结婚证书，但是本人认为自己已经结婚（比如举行了结婚仪式），也可以认为处于已婚状态（杨立新，2005）。

本书中的再婚不仅包括离婚和丧偶后与异性进行结婚登记进入已

婚状态，还包括没有进行结婚登记但自认为已经进入已婚状态的情况。

（七）体制内外工作

我国的劳动力市场可以分为体制内和体制外两种，体制内劳动者主要包括受雇于政府部门、事业单位的正式员工，国有企业、集体所有制企业和集体控股企业的员工；体制外劳动者包括受雇于非营利机构、个体户、私营个体企业、私人控股企业、外商独资企业、中外合资企业以及其他联营企业等的劳动者。

四 研究意义

从婚姻的角度研究中老年健康，是因为婚姻家庭的幸福与个人的身心健康紧密相连。婚姻匹配会长期影响两性之间的健康状态，婚姻关系的终止尤其是丧偶，会给个体身心健康带来负面影响，而再婚对个体健康有促进作用。

从生育的角度来研究中老年健康，生育子女数量多、早育、晚育都不利于健康。为了中老年更加健康地生活，处于育龄阶段的女性需要合理地计划自己的生育数量和生育年龄。

从体制内外就业的角度来研究中老年期健康，确定"保护效应"的存在，对于完善单位体制改革、完善和健全社会保障体系、缩小体制内外就业福利的差异具有重要的现实意义。研究中老年健康问题是应对中国快速老龄化的措施之一。中国人口的老龄化日趋严重，中老年健康问题不能仅仅关注现有的老年群体，下一代人口会逐步步入老年，虽然代际存在社会经济和文化的差异，但是目前的中老年人在成年期经历的重要的婚姻、生育、工作等事件对中老年期健康的长期影响，会给下一代人口在婚育阶段提供借鉴；同时，对政府健康保障管理体系的完善也具有一定的现实意义。为保障国民身体健康，政府应从生命历程视角，倡导以生命历程为基础的全民健康治理理念，在婴幼儿期、儿童青少年期、成年期、老年期各阶段建立相对应的健康保障机制以保障国民的健康水平，创建以健康老龄化为基础的老龄社会形态。

五 数据方法

（一）数据

本书的数据来源之一是中国健康与养老追踪调查（China Health and Retirement Longitudinal Study，CHARLS）2011~2012 年全国基线调查数据。该调查项目采用多阶段（县/区—村/社区—家户）、分层（按照区县的人均 GDP）、按照人口规模分配比例的随机概率抽样。抽样覆盖了不包括西藏在内的所有县级单位，样本包括全国 150 个县、区的 450 个村委会、居委会，访问了 10257 户家庭中一位至少年满 45 岁的人，包括其配偶，共 17708 人，应答率为 80.51%。CHARLS 问卷由以下八个模块组成。（1）家户登记表。这一部分由家庭受访者回答，收集除了被访者及其配偶之外的其他家户成员的信息，包括家户成员与被访者的关系，家户成员的性别、出生日期、婚姻状态，户口类型、受教育程度以及部分迁移历史的信息。（2）基本信息。主要收集受访者及其配偶的信息。只要家庭受访者的年龄大于等于 45 岁，其配偶如果健在不管年龄多大都自动进入这一模块。问卷包括夫妻双方的出生日期与出生地、户口情况、受教育程度、相关的迁移史、居住情况和婚姻状态。对于离婚或者丧偶的受访者，问卷还将询问其前任配偶的基本信息，包括出生日期、教育背景、离婚/丧偶的时间、配偶去世的原因等。（3）家庭。这部分收集所有家庭成员包括父母、兄弟姐妹和子女的个人信息、家庭交往与经济帮助、社会支持等相关信息。（4）健康状况与功能。这一模块主要收集自评健康、日常生活活动能力、精神健康及认知能力的信息。（5）医疗保健与保险。这一模块主要收集医疗以及预防性的医疗信息。（6）工作、退休与养老金。这部分收集就业状况、工作历史、事业求职经历、退休与退职和养老保险状况。（7）收入、支出与资产。包括家户收入、支出与资产和个人收入与支出。（8）住房特征和访员观察。该调查项目由北京大学国家发展研究院主持，北京大学中国社会科学调查中心执行。项目的研究团队由国际一流的经济学、流行病学学者组成，得到由国内、国际老龄化问题顶尖学者组成的顾问委员会的指导。调查在抽样、实地调查、数据检查和质量监控方面都遵守了十分严格的标准。因此，该项目的数据质量得到国内外学者的一致认可。本书根据研究需要保留50岁及以上的中老年人口信息，由于每部分实证研究的内容不同所以保留的样本数量会有所差异，在后面的实证分析中会具体给出样本的描述性统计结果。

本书的数据来源之二是人口普查数据。在测算丧偶指标时使用了从人口普查资料中得到的生命表等数据。普查数据尤其是普查的死亡数据中存在一定程度的瞒报和漏报，具体数据质量在第五章中讨论。

（二）研究方法

本书结合人口学、公共管理学、社会学与统计学的研究方法，以文献分析和统计资料分析为基础，构建研究框架。在实证研究中从四个角度来研究中老年健康问题，分别是婚姻缔结阶段的婚姻匹配、结婚后生育阶段的生育行为、婚姻关系终止后阶段的丧偶、丧偶后再婚和离婚后再婚，以及在整个婚育阶段中的工作状况。在实证分析中，分别采用描述性统计、多变量 OLS 回归、Logistic 回归、Bootstrap 中介效应、工具变量、倾向值匹配等分析方法对中老年健康进行实证研究。

六 本书结构

很多学者从多角度研究影响中老年健康的因素，有的从宏观角度研究社会保障政策对健康的影响，也有的从家庭角度研究代际支持和家庭的经济状况等对健康的影响，还有的从个体的角度分析个体的人口社会特性、生活习惯因素等对健康的影响。本书着重从个体微观角度深入分析个体的婚姻、生育、工作事件对中老年期健康的影响。

婚姻往往和生育联系在一起。费孝通（2012）认为，建立在种族绵延基础上的生育制度包括择偶、结婚和抚育。他认为稳定的家庭结构是由妻子、丈夫以及子女三方组成的稳定的三角关系，从而形成夫妻关系和亲子关系。父母和子女之间是双系抚育关系。夫妻关系和亲子关系相辅相成，但两种关系很少同时完成。在缔结婚姻之时，只有两点关系即夫妻关系，这时候夫妻之间的关系是不稳定的。也就是说，在有孩子之前独立的家庭是不易建立起来的，没有孩子的夫妻的婚姻更不稳定。生育孩子之后，有了共同的血脉，夫妻共同养育子女，独立的家庭建立起来，家庭关系变得稳固。孩子在稳定夫妻关系和家庭关系中的作用非常大。

根据费孝通家庭结构稳定的基本三角关系，本书根据婚育将生命历程事件划分为三个阶段：婚姻缔结阶段、生育阶段、婚姻关系终止后阶段（见图1-1）。第一阶段是男女婚姻缔结阶段，双方根据家庭背景和个人条件进行婚姻匹配，并通过婚姻礼仪的形式进入婚姻，形成夫妻关系。第二阶段是结婚后的生育阶段，形成双系抚养关系，夫妻关系和亲子关系建立，夫妻之间的合作关系更加牢固。第三阶段是婚姻终止后阶段，出现离婚、丧偶（虽然在生育之前，也会发生离婚和丧偶现象，但是离婚、丧偶所占的比例非常低），家庭三角结构解体，仅剩下亲子关系一条直线关系，抚育关系仅剩单系抚育。如果个体再婚，有可能重建三角关系。图1-1中第三阶段的虚线表示可能新建的三角家庭结构。

婚姻生育是个人行为和社会生活的重要内容。婚姻缔结阶段的婚姻匹配模式，不仅会影响个人和家庭的生活质量，还会影响个人的健康状况。婚后生育阶段的生育子女数量和生育子女时间，不仅会对女性的身体健康产生直接的影响，还会通过时间的累积间接影

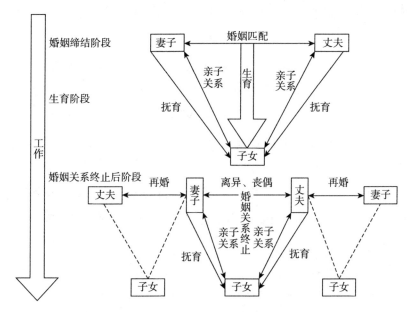

图 1 - 1　婚育三阶段划分及家庭三角结构

响中老年期的健康状况。婚姻终止后，离婚和丧偶的发生对个体的身体健康也会产生影响。在本研究使用的调查数据中，处于离婚状态的中老年人数量有限，占比不到 2%，因此本书没有对离婚与中老年健康之间的关系进行研究。婚姻关系终止后，选择继续保持单身状态抑或选择重新进入婚姻状态，对中老年期的健康状况产生的影响会不同，因此本书分别从婚姻匹配、生育数量和时间、丧偶及丧偶后再婚（离婚后再婚）四个角度来分析婚姻、生育与中老年期健康之间的关系。同时，在婚育的这三个阶段，工作事件始终贯穿于婚育的过程之中，因此本书还研究了体制内外工作与中老年健康之间的关系。

具体章节安排如下。

第一章是绪论。主要阐述本书的研究背景，其中现实背景包括中国人口老龄化速度加快、老龄人口规模扩大、中老年人口的健康状况差、我国的社会保障制度还不能解决养老保障问题等，理论背景是中老年健康研究出现多学科、多角度的研究趋势。同时，第一章界定了主要概念，介绍了使用的数据和方法，阐明了研究意义和研究内容。

第二章是中国的婚姻、生育现状分析。分别从婚姻匹配、生育现状以及婚姻终止和再婚的角度，介绍传统的婚育观念和行为以及现代的婚育观念和行为。通过介绍我国的婚姻生育行为的现状，为后面章节的深入分析提供现实背景。

第三章是婚姻匹配与中老年健康。针对已婚夫妻，研究夫妻双方的婚姻匹配（年龄匹配模式和教育匹配模式）与中老年期健康的关系，分性别、分城乡和分年龄组样本来研究婚姻匹配与中老年期健康的关系。

第四章是生育行为与中老年女性健康。通过实证分析检验女性生育子女数量、早育、晚育与中老年期健康之间的关系，并分城乡、分年龄组进行了分析，同时对早育对中老年健康的影响路径进行了检验。

第五章、第六章和第七章主要研究婚姻关系终止后阶段。第五章是丧偶与中老年健康。首先研究夫妻之间的年龄差对男性和女性的丧偶概率以及丧偶后存活期限的影响，其次研究丧偶后存活期内丧偶与中老年期健康的关系。

第六章是丧偶后再婚与中老年健康。比较丧偶后再婚的中老年人与丧偶后一直保持单身状态的中老年人的健康差异，分析检验再婚对中老年健康的"保护效应"。

第七章是离婚后再婚与中老年健康。研究离婚后再婚的中老年人与一直保持离婚状态的中老年人的健康差异，研究再婚对中老年健康的"保护效应"。

第八章是工作状况与中老年心理健康。从体制内外就业的角度，使用倾向值匹配的方法研究体制内外工作与中老年期健康的关系，检验体制内就业对健康是否存在一定的"保护效应"。

第九章是结论和展望。根据本书的研究，提出对策建议，总结研究结论。

第二章

中国的婚姻、生育现状分析

一 婚姻匹配观念和现状

（一）婚姻匹配观念

婚姻是一种文化现象，婚姻的缔结往往遵照婚姻文化传统进行。在古代，婚姻的缔结不仅是男女当事人之间的事情，还往往体现着家族的利益，婚姻是以物质关系为媒介而强加在子女身上的一种伦理关系。传统婚姻关系中个人的意愿被忽略，成年男女基本丧失了在是否结婚、与谁结婚、什么时候结婚等方面的选择权利。

传统的婚姻观念讲究"门当户对"，要求男女双方的家庭和个人条件相当，通过这种结合保证家庭或家族的利益获得相应的照应。若条件不相当，则家庭条件方面主要看中门第和财富，个人条件方面强调"郎才女貌，才子佳人"。为了维护男尊女卑的统治秩序，婚姻关系中对于个人条件的约束更多地针对女性。女性的美貌成为婚姻中首选的因素，还要求女性性情柔顺、勤劳能干，并认为"女子无才便是德"。女性从小被剥夺了受教育的权利，即使有极少数女子能识文断字，也多以《女诫》《列女传》《女训》等作为读物。程颐说"男尊女卑，夫妇居室之常道也"，这种思想在今天仍有影响，如择偶条件为妻子低于丈夫，包括原生家庭条件、个人的职业、受教育程度和收入等。

古代的婚龄一般是 13~20 岁。由于男性的发育比女性要晚 1~2 年，所以夫妻之间通常为男性比女性大 1~2 岁，这主要是为了保证生育能力（陈文华等，2004）。

（二）婚姻匹配的夫妻年龄差

夫妻的年龄匹配，一方面体现了婚姻匹配的生理因素，另一方面体现了婚姻匹配的文化因素（风笑天，2015）。目前，"男大女小"仍然是主流的婚配模式。从生理因素来看，两性生理的发育存在差异，在生理发育的早期阶段，女性比男性的生理早熟 1~2 年，所以一般女性更愿意寻找比自己成熟稳重的男性。从进化心理学理论来看，出于生育后代的需要，男性倾向于选择年轻漂亮的女性；而就女性而言，女性具有生殖能力的时期要短一些（15~49 岁），而女性在养育后代方面的投入要比男性大，因此女性在择偶时强调男性的勤奋、能力、社会地位和较大的年龄（Buss，1998）。就文化因素而言，择偶习俗在年龄上是"男大女小"，男性多与同龄或比自己小1~3 岁的女性结合，两性间年龄相差越大，结婚的概率越低（李煜、吴家麟，2011）。虽然也有"女大三，抱金砖"的说法，但是"男大女小"的年龄匹配模式仍然是主流。表 2-1 是根据 1982 年、

表 2-1　三次人口普查夫妻年龄差分布

单位：人，%

夫妻年龄差	2000 年		1990 年		1982 年	
	N	比例	N	比例	N	比例
丈夫比妻子小	468779	17.51	391758	16.89	270904	16.99
夫妻同岁	405476	15.14	299180	12.89	172164	10.80
丈夫比妻子大 1~5 岁	1448867	54.11	1227847	52.92	810520	50.83

续表

夫妻年龄差	2000 年		1990 年		1982 年	
	N	比例	N	比例	N	比例
丈夫比妻子大6岁及以上	354713	13.25	401362	17.30	341007	21.39
合计	2677835	100.00	2320147	100.00	1594595	100.00

资料来源：1982 年、1990 年、2000 年人口普查数据。

1990 年和 2000 年人口普查 1‰抽样数据进行夫妻匹配后计算的夫妻年龄差异分布状况。夫妻年龄差为丈夫周岁减去妻子周岁。结果显示，丈夫比妻子年龄小的约占比 17%，丈夫比妻子年长 1~5 岁的占比超过 50%，丈夫比妻子年长的占比超过 67%。

全国妇联和国家统计局于 1990 年、2000 年和 2010 年举行的三期妇女社会地位调查数据也显示，夫妻在年龄上依然是"男大女小"的匹配模式（见表 2-2）。

表 2-2   全国妇女社会地位调查夫妻年龄差分布

单位：人，%

夫妻年龄差	2010 年		2000 年		1990 年	
	N	比例	N	比例	N	比例
丈夫比妻子小	3507	14.95	2503	14.37	2557	13.01
夫妻同岁	3934	16.77	2880	16.54	3277	16.68
丈夫比妻子大 1~5 岁	13774	58.70	10124	58.13	10911	55.53
丈夫比妻子大 6 岁及以上	2250	9.59	1909	10.96	2904	14.78
合计	23465	100.00	17416	100.00	19649	100.00

资料来源：1990 年、2000 年、2010 年全国妇女社会地位调查数据。

（三）婚姻匹配的夫妻教育差

在婚姻匹配的各种社会经济指标中，教育匹配非常重要（李煜，

2008)。社会传统文化规范往往要求夫妻年龄的"男大女小"、受教育程度的"男高女低"（风笑天，2012b），但在实际的教育匹配模式中，教育匹配的同质性模式占主导地位，"男高女低"并不是主流模式。

表2-3是根据1982年、1990年和2000年人口普查1‰抽样数据进行夫妻匹配后计算的夫妻受教育程度差异分布状况。夫妻受教育程度差为丈夫的受教育程度减去妻子的受教育程度。1982年和1990年普查数据中，丈夫的受教育程度高于妻子的模式占比稍高于夫妻教育水平相同的模式；在2000年是夫妻教育水平相同的模式占比高于丈夫的受教育程度高于妻子的模式占比，教育匹配的同质性有所上升。这与李煜（2008）对1949~2000年婚姻中教育匹配模式的变化研究结论基本一致，即20世纪80年代以后教育匹配的同质性迅速上升。

表2-3　三次人口普查夫妻受教育程度差的分布

单位：人，%

夫妻受教育程度差	2000年		1990年		1982年	
	N	比例	N	比例	N	比例
妻子受教育程度高	272641	10.18	226647	9.77	92272	5.79
夫妻受教育程度相同	1301259	48.59	986000	42.50	743418	46.62
丈夫受教育程度高	1103935	41.22	1107500	47.73	758907	47.59
合计	2677835	100.00	2320147	100.00	1594597	100.00

资料来源：1982年、1990年、2000年全国人口普查数据。

使用1990年、2000年和2010年的中国妇女社会地位调查数据进行研究发现，夫妻双方学历相同在每个调查点的所占比例均在40%左右（见表2-4）。1990年丈夫的受教育程度高于妻子的所占比例为49.20%，2010年该比例为39.45%。

表 2 - 4　全国妇女社会地位调查夫妻受教育程度差的分布

单位：人，%

夫妻受教育程度差别	2010 年		2000 年		1990 年	
	N	比例	N	比例	N	比例
妻子受教育程度高	3617	16.49	2428	14.71	2649	13.32
夫妻受教育程度相同	9667	44.06	7092	42.95	7452	37.48
丈夫受教育程度高	8656	39.45	6991	42.34	9782	49.20
合计	21940	100.00	16511	100.00	19883	100.00

资料来源：1990 年、2000 年、2010 年全国妇女社会地位调查数据。

以上数据资料显示，夫妻受教育程度差分布是以夫妻受教育程度相同或丈夫比妻子的受教育程度高为主。

二　生育现状

（一）生育观念

自古以来，生育和婚姻不可分割。费孝通的《生育制度》认为，中国的婚姻缔结源于种族的绵延，婚姻的根本目的是生育子嗣，延续血脉（费孝通，2012）。男性是延续家族血脉的主要承担者，因此早婚早育、高出生率、重男轻女的"早、多、男"是中国传统婚育观念的基本特征（齐晓安，2006）。多生、"多子多福"、"多子多孙"、"子孙满堂可光宗耀祖"等理念为多数人所推崇。结婚的目的就是生育，获得种族的延续，也就是所谓的"延续香火"，而要香火兴旺，就需要通过多生育来获得保障。在男性享有特权的中国传统社会，女性需要通过生育男孩"延续香火"来稳固自己在家庭中的地位，并且通过抚养和教育儿子获得老年时儿子给予的养老保障。因此，女性生育多个男孩的愿望非常强烈，女性的男孩偏好甚至要比男性还强烈。对于一个家庭而言，有了儿子意味着有可能光宗耀祖，自己未竟的事业或愿望可以有人继承并实现（田雪原、陈胜利，2006）。

多生育子女不仅给父母带来了经济效益，也给他们带来了精神效益，因此"多子多福"成为传统生育观念中的核心概念。除此之外，"不孝有三，无后为大""养儿防老"等说法也强调了生育及生育儿子的重要性。为了延续香火，"早婚早育"也成为传统上主流的生育观念。

（二）婚育年龄和生育水平

生育任务主要由女性承担，研究早婚早育的指标主要是女性的初婚初育年龄。从法定初婚年龄来看，民国时期法律规定女性结婚年龄为16周岁，男性结婚年龄为18周岁。这一时期女性的结婚年龄在15~20岁（佟新，2010）。1949年女性平均初婚年龄为18.57岁，20世纪60年代这一数据为19.57岁，70年代为20.19岁，80年代，女性的平均初婚年龄上升为23.05岁（中华全国妇女联合会妇女研究所、陕西省妇女联合会研究室，1991）。

随着教育水平的提高，女性的初婚年龄不断推迟，传统的早婚观念有所改变，呈现晚婚的趋势。2000年人口普查数据显示，中国女性的平均初婚年龄为23.14岁（郭维明，2003）。国家卫生和计划生育委员会2013年的120个监测县上报的个案数据显示，平均初婚年龄从2000年的23.3岁缓慢上升至2013年的24.5岁（姜玉，2015）。2010年人口普查数据显示，女性平均初婚年龄为23.9岁。男性的平均初婚年龄也呈现推迟的趋势，根据2000年人口普查数据计算，男性平均初婚年龄为23.53岁（周炜丹，2009），而2010年人口普查数据显示男性初婚年龄为25.9岁。

女性一般在结婚后一到两年内会生育子女。与平均初婚年龄趋势相对应，平均初育年龄也在上升。20世纪50年代平均初育年龄为21.9岁，60年代女性平均初育年龄为22岁左右。从1950年到1987年，妇女平均初育年龄为20.01~23.80岁（郭东海，1994）。到了

20 世纪 80 年代,女性平均初育年龄上升到 25.26 岁。2010 年,女性平均初育年龄推迟到 26.65 岁(见表 2-5)。

表 2-5　各孩次平均生育年龄

单位:岁

年份	总计	第 1 孩	第 2 孩	第 3 孩及以上
1981	27.98	25.26	27.25	32.64
1989	26.12	23.43	26.59	30.66
1995	25.22	23.81	27.40	30.43
2000	25.87	24.50	28.80	31.08
2005	26.41	24.59	29.79	31.58
2010	28.44	26.65	30.83	33.44
2015	28.48	26.63	30.21	32.56

资料来源:根据 1982 年、1990 年、2000 年、2010 年全国人口普查数据和 1995 年、2005 年、2015 年全国 1% 人口抽样调查数据计算得到。

中国的总和生育率也在下降。20 世纪 60 年代及以前保持在 6 左右,从 70 年代开始生育水平大幅度下降(姜全保,2010)。80 年代在 2 以上波动,90 年代进一步降到更替水平以下。2000 年人口普查中这一数据是 1.22,2010 年人口普查数据显示为 1.18。2004 年的国家人口发展战略研究测算得出总和生育率在 1.8 左右,但这种定性并没有终结关于生育率的讨论(郭志刚,2007)。20 世纪 80 年代以来人口普查数据和抽样调查数据显示的总和生育率见表 2-6。

表 2-6　20 世纪 80 年代以来总和生育率

年份	总和生育率
1981	2.61
1989	2.25
1995	1.43
2000	1.22

年份	总和生育率
2005	1. 34
2010	1. 18
2015	1. 05

资料来源：分别根据对应年份的全国人口普查或全国1%人口抽样调查年龄别生育率汇总数据计算得到。

表2-7是不同年份的年龄别生育率。20～24岁、25～29岁的年龄别生育率都在下降。2000年，20～24岁年龄别生育率为114.49‰，而2010年则降为69.47‰。2000年，25～29岁年龄别生育率为86.19‰，2010年下降为84.08‰。20～29岁是育龄妇女的生育旺盛期，但是生育率却很低，可见生育水平下降得很快。

表2-7 不同年份的年龄别生育率

单位：‰

年份	15～19岁	20～24岁	25～29岁	30～34岁	35～39岁	40～44岁	45～49岁
1981	6. 12	144. 73	235. 74	85. 70	32. 90	14. 31	3. 26
1989	21. 99	198. 81	155. 55	55. 74	19. 56	5. 67	1. 63
1995	10. 89	154. 07	91. 84	26. 50	5. 71	1. 58	0. 63
2000	5. 96	114. 49	86. 19	28. 62	6. 22	1. 46	0. 68
2005	6. 34	114. 46	91. 70	40. 22	10. 98	2. 05	0. 77
2010	5. 93	69. 47	84. 08	45. 84	18. 71	7. 51	4. 68
2015	9. 19	54. 96	74. 31	45. 31	18. 60	5. 37	3. 11

资料来源：由全国人口普查和全国1%人口抽样调查得到。

三 丧偶、离婚和再婚

（一）丧偶状况

中国的老龄化速度很快。2015年人口抽样调查数据显示，男性

65 岁及以上人口占总人口的比例为 9.78%，女性为 11.19%；2030
年，男性 65 岁及以上人口所占比例将为 15.48%，女性将为
18.44%；2050 年，男性 65 岁及以上人口所占比例将为 22.83%，
女性的将为 28.30%，65 岁及以上的老年人口男性将达到 1.71 亿
人，女性将有 1.95 亿人，共计 3.66 亿人（见图 2 - 1）。

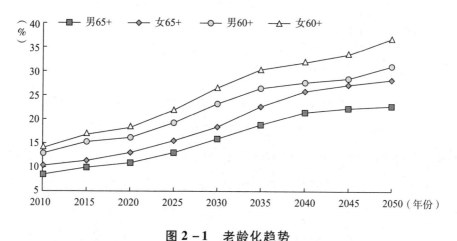

图 2 - 1　老龄化趋势

资料来源：2010 年和 2015 年数据来自 2010 年人口普查资料和 2015 年全国 1% 抽样
调查资料，其后数据来自 United Nations（2019）。

快速老龄化使得老年人口数量增多，其中很大一部分老年人会
遭遇丧偶。老年人口丧偶比例的年龄差异和性别差异见图 2 - 2。可
以看出，女性的丧偶比例显著高于同龄男性的丧偶比例，而且随着
年龄增长，丧偶比例逐渐升高。不过随着时间的推移，丧偶比例逐
渐在降低，不但在总体上降低，各个年龄段的丧偶比例也呈下降趋
势。随着老龄化的加速和老年人口的增多，虽然丧偶比例下降，但
总体上丧偶老人的数量在增多。

（二）离婚和再婚现状

传统的婚姻观念会影响人们的离婚选择，但是随着经济社会环
境的巨大变化，人们对于离婚的态度也越来越宽容，社会舆论环境
越来越宽松，离婚逐渐变得自由。20 世纪 80 年代以来，离婚数量和

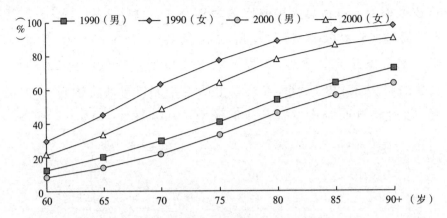

图 2 - 2　1990 年和 2000 年人口普查老年人口年龄别丧偶比例

资料来源：1990 年全国普查 1% 数据带和 2000 年全国普查 1‰数据带。

离婚率不断上升。1986 年登记离婚的夫妻为 21.4 万对，2000 年增加到 121.2 万对，2015 年增加到 384.1 万对，粗离婚率从 2001 年的 0.98‰增加到 2015 年的 2.79‰。虽然中国的离婚率比很多发达国家要低，但是近年来结婚率有连续下降的趋势，而离婚率连年攀升（见图 2 - 3）。

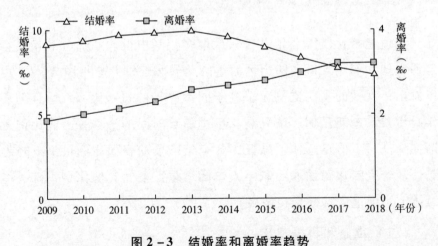

图 2 - 3　结婚率和离婚率趋势

资料来源：中华人民共和国民政部社会服务发展统计公报，http://www.mca.gov.cn/article/sj/tjgb/。

国家统计局历年全国 1‰人口变动调查样本数据显示，处于丧偶状态、离婚状态和再婚状态的人口占全部人口的比例如图 2-4 所示，其中丧偶离婚比例为丧偶比例和离婚比例二者之和。丧偶人口占抽样人口的比例高于离婚人口占抽样人口的比例。离婚或者丧偶后，一部分人会重新进入婚姻，丧偶和离婚的人口占抽样人口的比例大于同期再婚人口占抽样人口的比例。可见，虽然社会舆论对再婚的态度越来越开明，但再婚比例还是相对较低。

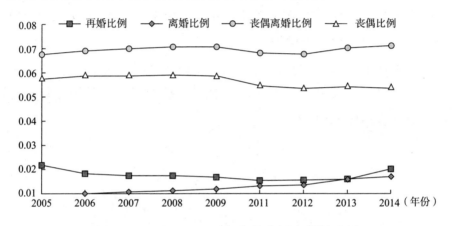

图 2-4　2005~2014 年丧偶离婚和再婚比例

资料来源：国家统计局网站，http://data. stats. gov. cn/easyquery. htm? cn = C01。
2005 年为 1% 人口抽样调查样本数据，其他年份为 1‰人口变动调查样本数据。

　　随着时代的发展，人们的婚姻观念发生了很大的变化，但受传统观念的影响，有婚史的人与没有婚史的人在婚姻市场上的待遇完全不同。离婚男性再婚时与无婚史女性结婚的概率很小，除非该男性的个人条件非常好；而有婚史的女性在婚姻市场上的处境会更差，离异女性自己和别人都会认为她们不适合与没有婚史的男性结婚（Liu and Chan，1999）。一般在再婚市场上，有婚史的男女双方更容易结成夫妻。

四　小结

　　通过以上对中国的婚姻匹配、生育行为、丧偶及丧偶后再婚的现状分析，本章得出以下结论。

在婚姻匹配模式中，从夫妻年龄差异来看，"男大女小"仍然是婚姻年龄匹配的主要模式；从夫妻教育差异来看，夫妻受教育程度相同和丈夫的受教育程度高于妻子的状况仍然为主要模式；从自致性婚姻匹配来看，"男高女低"的婚配模式仍然是主流模式。

从生育年龄和生育数量来看，生育水平越来越低，女性初育年龄不断推迟。二孩政策放开之后，城市"70后"生育二孩的妇女数量增加，高龄生育现象增加。

从丧偶现状来看，女性丧偶的概率高于男性。总体上，丧偶老人的数量增加，离婚率有上升的趋势，但是再婚所占的比例远远低于离婚和丧偶的比例。

第三章

婚姻匹配与中老年健康

在婚姻缔结阶段，男女通常会考虑双方的家庭背景、年龄、受教育程度、身高、长相、财富和社会地位等因素。随着经济和社会的发展、婚姻观念的转变，婚姻匹配更看重男女双方的自身条件，年龄和受教育程度是双方优先考虑的因素。

中国的婚姻匹配强调"男高女低"模式（Presser，1975；Shafer，2013）。在年龄匹配中，男大女小、男女同岁的年龄匹配模式为主流模式；在教育匹配模式中，"男高女低"的男权制文化规范强调男性的受教育程度高于女性。

婚姻匹配理论表明，婚姻的年龄匹配模式与教育匹配模式会影响夫妻关系的融洽程度，从而影响夫妻的健康状态。目前，对于中国的年龄匹配模式、教育匹配模式与健康之间的关系的研究还比较少。本章主要研究婚姻年龄匹配模式、教育匹配模式与中老年期健康之间的关系，具体包括以下三个方面的内容：第一，婚姻的年龄匹配模式，即男小女大、男女同岁和男大女小的年龄匹配模式与中老年期健康之间的关系；第二，婚姻的教育匹配模式，即男高女低、男女相同和男低女高三种模式与中老年期健康之间的关系；第三，婚姻年龄匹配模式、教育匹配模式与中老年期健康之间关系的性别、城乡、年龄组差异。

一　文献综述

（一）基本理论

婚姻匹配理论认为，同质婚姻匹配的夫妻的健康状况优于异质婚姻匹配的夫妻。同质婚姻匹配的夫妻在生命历程中有相似的经历，共享相同的文化价值观念、态度和行动模式（Shehan et al.，1991），因此同龄和有着相同经历的配偶会更容易达成共识，婚姻生活中的冲突会减少，心理健康和生理健康状况会更好。正如费孝通（2012）所言，"夫妻关系的高度契洽不易凭空得来，只有在相近的教育和人生经验中获得"。

异质婚姻匹配中夫妻的家庭和个人背景差距较大，很难形成一致的生活价值观念，婚姻生活中的矛盾冲突增加，夫妻双方的心理健康和生理健康状况较差（Derenski and Landsburg，1981；Pradeep and Sutin，2015）。梯度婚姻模式是常见的一种异质婚姻匹配模式（马磊，2015），这种模式下男性的职业层次和社会地位比配偶要高。

在传统的婚姻匹配规范中，男性应该比他们的配偶年长，身高、受教育水平和收入水平要高于配偶（Presser，1975；Shafer，2013），如果违反了上述规范则要承受很多来自周围的压力。如果妻子的社会地位高、受教育程度高，丈夫会产生自卑心理，这不仅会影响到丈夫的心理健康，同时会使妻子产生负面情绪（李后建，2013）。

（二）文献回顾

婚姻匹配模式会影响中老年期健康。关于婚姻匹配模式中的年龄差问题，年龄差超过6岁的夫妻彼此会产生很多观念上的差异，容易造成婚姻生活中的矛盾冲突，从而影响夫妻双方的心理健康（Derenski and Landsburg，1981）。与同质年龄婚姻的夫妻比较，异质年龄婚姻的夫妻之间的沟通交流会较少（Amato et al.，2003）。年龄差大的夫妻中年长的一方，在活动和锻炼的积极性方面要差于年轻的配偶，随着年龄的增长，他们陪伴年轻配偶参与社会活动、散步和锻炼的积极性会下降（Case and Deaton，2005），可能会使较年轻配偶产生不满情绪；而较年轻的一方容易受年龄大配偶的影响，运动较少，而缺乏运动对配偶中年轻一方的身体健康是不利的（Case and Deaton，2005）。与同龄夫妻比较，年龄差较大的夫妻中较年轻的一方需要照顾年长的配偶，可能会较少关注自己的健康需求（Arber，2004；Drefahl，2010）。随着时间的推移，长期的劳累可能会影响年轻配偶的精神状况和身体健康（Klinger-Vartabedian and Wispe，1989）；年轻配偶为照顾年长的一方而不得不放弃自己的兴趣活动，也会导致年轻配偶的不良情绪。有研究发现，夫妻之间的年龄差与进入老年时期的抑郁症状有关（Pradeep and Sutin，2015）。

还有研究发现，比妻子年长的丈夫的预期寿命较长（Klinger-Vartabedian and Wispe，1989；Rose and Bell，1971）；但 Fox 等人（1979）的研究发现比妻子年长 10 岁及以上的男性死亡率高，而比丈夫年轻 2~6 岁的女性死亡率低。关于夫妻年龄差与丧偶女性抑郁程度之间关系的研究认为，相比于与丈夫同龄的丧偶女性，与丈夫年龄差距较大的丧偶女性的心理健康状况会较差（Choi and Vasunilashorn，2014）。但还很少有研究关注存活配偶之间的年龄差与心理和生理健康之间的关系。

受教育程度是健康状况的决定因素之一。教育对健康有一定的累积效应，这些累积效应体现在个体的工作、收入和健康等方面，然后表现在个体的健康状况差异方面，随着年龄的增长这种累计效应更为明显。受教育水平的提高不仅使得个体能够学习和获得更多的健康知识，还能够获得掌控个人生活的能力，这些都有利于个体的健康（张建国、山崎秀夫、阪部创一，2012）。教育会影响个人的价值观念，从根本上改变自我认知和对待事物的态度（Baker et al.，2011）。受教育水平低的人对自我健康的认知较差，对形成健康的生活方式和习惯的认知也较差。

很多研究认为个人的受教育水平与身体健康相关，受教育水平低则健康状况可能会较差（Mirowsky and Ross，2003）。Hoogendijk等人（2008）对近千名 55～65 岁的荷兰人进行了为期 10 年的跟踪调查，其结果显示受教育水平较低的被调查者在 10 年内的随访中发生身体功能障碍的比例远高于受教育水平较高的被调查者。教育会为个人提供一系列的物质和非物质资源，在降低健康风险的同时会在生命历程中累积健康优势（Granovetter，1973；Kalmijn，1998；Christakis and Fowler，2009；DiMaggio and Garip，2012）。有研究表明，如果夫妻双方的受教育水平都在大学以上，健康自评差的可能性是最低的（Brown et al.，2014）。在婚姻匹配过程中，大部分人会选择和自己受教育水平相当的配偶，这样比较容易形成和谐的夫妻关系。如果受教育水平之间有较大差异，夫妻对健康生活方式和健康观念可能无法达成一致，容易产生生活冲突，而长期冲突的积累会影响中老年期的心理健康。对于男性而言，如果妻子的受教育程度高、社会地位高，丈夫的自卑心理不仅会影响到自己的心理健康，也会使妻子产生负向情绪（李后建，2013）。

关于中国婚姻匹配的研究主要集中于对近几十年中国婚姻匹配变化的描述分析（张翼，2003；周炜丹，2009；风笑天，2012a、2012b、2015）。中国的婚恋文化强调夫妻年龄的"男大女小"、受教育水平的"男高女低"。择偶时男性一般会选择与自己同龄的女性或者比自己小 1～3 岁的女性，"男大女小"的模式仍然是主流的择偶年龄模式（周炜丹，2009；风笑天，2015）；而受教育水平的匹配模式有所转变，2000 年人口普查资料显示，夫妻受教育水平相同的占比超过 50%，丈夫的受教育水平高于妻子的占比 37%，教育匹配的同质性模式占比较高（李煜，2008）。

关于夫妻婚姻匹配状况与中老年健康之间关系的研究较少，仅有的一些研究是从婚姻匹配的"门当户对"角度研究两者之间的关系的。雷晓燕等（2015）研究了先赋性婚姻匹配与生活满意度、精神健康的关系：丈夫家庭背景好于妻子家庭背景的"高攀"婚姻中，女性的生活满意度高，抑郁程度低。也有研究表明，与门当户对的婚姻比较，"男低女高"婚姻匹配模式的家庭生活更幸福（王智波、李长洪，2014），"门当户对"的婚姻并不一定能够增加个人的幸福感（李后建，2013）。

二 变量设置与研究方法

（一）数据和变量

本章使用中国健康与养老追踪调查（CHARLS）2011 年基线数据，该数据收集了 10257 个家户信息，包含 17708 位受访者。根据研究的需要，本研究删除了缺少配偶信息、逻辑关系不合理及存在异常值的数据，保留只有一次婚姻经历且年龄在 50 岁以上的中老年人。最终在研究心理健康时纳入已婚女性 3362 人，已婚男性 3788 人；在研究生理健康时纳入已婚女性 3504 人，已婚男性 3849 人。

1. 因变量

抑郁程度：在问卷中评价抑郁程度使用的是"流行病学研究用抑郁量表"简表（Center for Epidemiologic Studies Depression Scale, CES-D）。该简表主要用于中老年人抑郁程度的测量和评定，询问研究对象上周的感觉及行为，包括十项问题："我因小事情而烦恼""我在做事时很难集中精力""我感到情绪低落""我觉得做任何事情都很费劲""我对未来充满希望""我感到害怕""我的睡眠不好""我很愉快""我感到孤独""我觉得我无法继续我的生活"。每一问题提供 4 个选项：很少或根本没有、不太多、有时或者有一半的时间、大多数的时间。对于负向的问题，比如"我因小事情而烦恼""我睡眠不好"等问题，4 个选项分别记为 0、1、2、3 分；对于正向问题如"我很愉快""我对未来充满希望"进行反向计分，记为

3、2、1、0分。总分为0～30分，分值越大说明抑郁程度越高；分值越小，则抑郁程度越低。

生活自理能力：生活自理能力指标是对中老年人独立应对日常生活以及活动能力的个体功能状态测定的一项较好的指标。根据Katz's ADL指标，生活自理能力通过吃饭、穿衣、室内活动、洗澡、上厕所、控制大小便6项活动能力指标来测量。在本研究中，对这六项活动被访对象均回答没有困难的为"生活自理能力健康"，一项或多项活动能力有困难的视为"生活自理能力缺损"。把生活自理能力变量处理为二分类变量，生活自理能力健康赋值为0，生活自理能力缺损赋值为1。

健康自评：健康自评信息是通过询问被调查者"您觉得您的健康状况怎样"来获取的，共有"很好、好、一般、不好、很不好"五个选项。调查问卷对健康自评这个问题提问了两次，一次是在开始采访时提问，另一次是在结束采访时提问。本书使用结束时的健康自评结果，因为在结束采访时，调查者对自己的健康状况会有一个较清楚的认识，这时的结果可信度较高。本书将健康自评合并为二分类变量，将健康自评"很好、好"合并为良好，赋值为0；将健康自评"一般、不好、很不好"合并为一般和差，赋值为1。

2. 自变量

婚姻匹配模式包括年龄匹配模式和教育匹配模式。年龄匹配模式使用夫妻年龄差表示，通过配偶的年龄减去被访对象的年龄获得，分为以下几种模式：男女同岁模式（年龄差 -1～1岁）；"男小女大"模式；"男大女小"模式（包括男比女大1～5岁、男比女大6岁及以上）。

教育匹配模式使用夫妻受教育程度的差异来衡量，通过配偶的受教育程度减去被访对象的受教育程度获得。包括男高女低、男女相同、男低女高三种教育匹配模式。

3. 控制变量

控制变量包括婚姻特征、个人生活习惯、青少年期特征及人口特征。婚姻特征包括初婚年龄和婚姻持续期，个人生活习惯包括是否吸烟、是否饮酒、是否参与社会活动，青少年期特征包括 15 岁之前健康状况、16 岁之前居住地（农村，城镇），人口特征包括年龄、受教育程度、工作、个人收入、居住地区（东部地区、中部地区、西部地区，以下简称"地区"）和户口所在地（城市、农村，以下简称"户口"），社会支持包括是否与子女同住和子女数量，主观健康评价包括健康自评和生活满意度，配偶特征包括配偶的抑郁程度、配偶是否参与社会活动、配偶的受教育程度、配偶的个人收入。

具体的变量定义和测量见表 3 - 1。

表 3 - 1　变量定义和测量

	变量定义和测量
因变量	
抑郁程度	0 ~ 30
生活自理能力	0 = 生活自理能力健康；1 = 生活自理能力缺损
健康自评	0 = 健康自评良好；1 = 健康自评一般和差
自变量	
年龄匹配模式	0 = 男女同岁
	1 = 男小女大
	2 = 男比女大 1 ~ 5 岁
	3 = 男比女大 6 岁及以上
教育匹配模式	0 = 男女相同
	1 = 男高女低
	2 = 男低女高
控制变量	
婚姻特征	
初婚年龄	15 ~ 61 岁（女）/15 ~ 55 岁（男）
婚姻持续期	11 ~ 73 年（女）/ 8 ~ 73 年（男）
生活习惯	
饮酒	0 = 否；1 = 是

续表

	变量定义和测量
吸烟	0 = 否；1 = 是
参与社会活动	0 = 否；1 = 是
青少年期特征	
15 岁之前健康状况	0 = 良好；1 = 一般或差
16 岁之前居住地	0 = 农村；1 = 城镇
社会支持	
与子女同住	0 = 否；1 = 是
子女数量	0 ~ 9
人口特征	
年龄	50 ~ 91 岁
年龄组	0 = 50 ~ 59 岁；1 = 60 ~ 69 岁；2 = 70 岁及以上
工作	0 = 其他；1 = 从事农业体力劳动
户口所在地	0 = 农村；1 = 城市
居住地区	0 = 东部地区；1 = 中部地区；2 = 西部地区
受教育程度	0 = 文盲；1 = 小学；2 = 中学；3 = 高中及以上
个人收入（ln + 1）	0 ~ 11.47 / 0 ~ 12.43
生活满意度	1 ~ 5（1 = 很好；5 = 很差）
配偶特征	
配偶的抑郁程度	0 ~ 30
配偶参与社会活动	0 = 否；1 = 是
配偶的个人收入（ln + 1）	0 ~ 12.39
配偶的受教育程度	0 = 文盲；1 = 小学；2 = 初中；3 = 高中及以上

（二）研究方法

健康变量的测量使用了三个指标，一是抑郁程度，二是生活自理能力，三是健康自评。抑郁程度是连续型变量，因此建模时使用多元 OLS 回归模型；生活自理能力和健康自评是二分类变量，因此在建立统计模型时使用的是 Logistic 模型。在分析过程中，首先对夫妻年龄匹配模式、教育匹配模式与中老年期健康之间的关系进行了描述性统计分析，然后分性别对婚姻匹配模式与健康之间的关系进行回归分析。在中国，由于城乡二元结构的存在，城市和农村的教育、卫生、经济发展水平等都存在差异，而这些差异会影响城乡之间婚育观念和行为的差异；同时，不同的出生队列、经历的社会历史事件不同，婚姻观念和行为也会产生差异。因此本研究分城乡样本、分年龄组样本建立统计模型进行回归分析。

三　婚姻匹配模式与中老年抑郁程度

（一）描述性统计结果

表 3 - 2 是婚姻匹配模式与中老年抑郁程度关系模型中变量的描述性统计结果，该结果是根据样本和家户的应答率所得到的样本权重进行调整后的结果，这样处理的结果尽可能地代表了全国该年龄段的人群特征。表 3 - 2 中，女性的平均抑郁程度为 8.96，男性为 6.90，女性的平均抑郁程度明显高于男性。对于女性而言，"男小女大"的年龄匹配模式所占比例为 15.54%，而"男大女小"的年龄匹配模式所占比例为 60.82%。对于男性，"男小女大"的年龄匹配模式所占比例为 12.02%，"男大女小"的年龄匹配模式所占比例为 65.83%。夫妻年龄匹配模式以"男大女小"为主。从教育匹配模式来看，对女性而言，"男高女低"模式所占比例为 57.59%；对男性而言，"男高女低"模式所占比例为 58.14%。教育匹配模式以"男高女低"为主。

表 3 - 2　变量描述性统计结果（加权）

单位：%

	女性（N = 3362）		男性（N = 3788）	
	平均值或百分比	标准差	平均值或百分比	标准差
因变量				
抑郁程度	8.96	6.41	6.90	5.54

续表

	女性（N=3362）		男性（N=3788）	
	平均值或百分比	标准差	平均值或百分比	标准差
自变量				
年龄匹配模式				
男小女大	15.54		12.02	
男比女大1~5岁	49.55		51.60	
男比女大6岁及以上	11.27		14.23	
教育匹配模式				
男高女低	57.59		58.14	
男低女高	15.38		14.74	
控制变量				
婚姻特征				
初婚年龄	21.82	3.45	24.05	3.98
婚姻持续期	38.71	8.17	37.79	8.65
生活习惯				
饮酒	13.02		65.97	
吸烟	7.43		73.44	
参与社会活动	50.47		52.68	
青少年期特征				
15岁之前健康状况	26.05		21.39	
16岁之前居住地	13.79		14.02	
社会支持				
与子女同住	50.38		51.46	
子女数量	2.69	1.34	2.62	1.34
人口特征				
年龄			61.44	7.59
年龄组				
60~69岁	36.12		36.56	
70岁及以上	10.66		16.81	

续表

	女性（N＝3362）		男性（N＝3788）	
	平均值或百分比	标准差	平均值或百分比	标准差
工作	46.93		52.24	
户口	27.83		30.92	
地区				
中部地区	32.86		32.46	
西部地区	28.18		29.49	
受教育程度				
小学	36.43		45.74	
初中	14.14		24.79	
高中及以上	10.81		17.88	
个人收入（ln＋1）	3.25	4.35	4.51	4.68
主观健康评价				
健康自评	3.02	0.88	2.81	0.89
生活满意度	2.93	0.69	2.91	0.67
配偶特征				
配偶的抑郁程度	6.84	5.58	8.92	0.67
配偶参与社会活动	53.55		49.75	
配偶的个人收入（ln＋1）	4.55	4.68	3.04	4.25
配偶的受教育程度				
小学	45.58		36.29	
初中	24.01		15.01	
高中及以上	18.74		9.95	

表3-3是平均抑郁程度与年龄匹配模式、教育匹配模式的分布，不同的年龄匹配模式，抑郁程度不同。不管是男性还是女性，"男小女大"模式的抑郁程度较高，男比女大6岁及以上匹配模式中的夫妻要比男比女大1~5岁匹配模式中的夫妻的抑郁程度高，男女同岁的抑郁程度最低。

　　同一年龄匹配模式中，女性的平均抑郁程度高于男性。在"男小女大"模式中，女性的平均抑郁程度为9.45，而男性的平均抑郁程度为7.32；在男女同岁模式中，女性的平均抑郁程度为8.44，而男性的平均抑郁程度为6.26。

　　不同的教育匹配模式，抑郁程度不同。就女性而言，"男高女低"的教育匹配模式中女性的平均抑郁程度为9.15，"男低女高"的教育匹配模式中女性的平均抑郁程度为7.94；就男性而言，"男高女低"模式中男性的平均抑郁程度为6.77。

　　同一教育匹配模式中，女性的平均抑郁程度高于男性。在男女受教育程度相同的模式中，女性的平均抑郁程度为9.12，男性的平均抑郁程度为7.24；在"男低女高"的模式中，女性的平均抑郁程度为7.94，男性的平均抑郁程度为6.81。

表3-3　平均抑郁程度与年龄匹配模式和教育匹配模式的分布（加权）

	平均抑郁程度	
年龄匹配模式	女性	男性
男小女大	9.45（529）	7.32（865）
男女同岁	8.44（834）	6.26（474）
男比女大1~5岁	8.99（1644）	6.93（1921）
男比女大6岁及以上	9.28（355）	7.43（529）
P值	0.025	0.000
教育匹配模式	女性	男性
男高女低	9.15（2005）	6.77（2267）
男女相同	9.12（913）	7.24（1011）
男低女高	7.94（444）	6.81（511）
P值	0.000	0.073

注：括号内为频数。

（二）回归统计结果

　　表3-4提供了女性婚姻匹配模式与抑郁程度的回归结果，包括

女性分城乡和分年龄的回归结果。

模型 1 是女性婚姻匹配模式与抑郁程度之间的回归结果，在控制了女性的婚姻特征、人口特征、生活习惯、社会支持、主观健康评价和配偶的特征之后，与男女同岁模式比较，"男小女大"模式中的女性抑郁程度高 0.92；但教育匹配模式与抑郁程度之间的关系在统计上不显著。

模型 2 是农村样本的女性婚姻匹配模式与抑郁程度之间的回归结果。年龄匹配模式与抑郁程度在统计上关系不显著。而在教育匹配模式中，与男女受教育程度相同的女性比较，"男低女高"模式中的女性抑郁程度低 0.86。

模型 3 是城市样本的女性婚姻匹配模式与抑郁程度之间的回归结果。与男女同岁的年龄匹配模式相比，"男小女大"模式的女性抑郁程度高 1.75。在教育匹配模式中，与男女相同模式的女性比较，"男低女高"模式的女性抑郁程度高 1.57。这可能是因为城市女性受教育程度相对较高，更容易接受新思想和新观念，在家庭中对女性个人价值的认知度更高。比丈夫受教育程度高的城市女性，追求自我价值的实现，与传统家庭中丈夫对妻子从属地位的认知相冲突，可能会加剧城市女性的抑郁程度。

表 3-4　年龄匹配模式、教育匹配模式与女性抑郁
程度的 OLS 回归结果（加权）

	模型 1	模型 2	模型 3	模型 4	模型 5	模型 6
	全部	农村	城市	50～59 岁	60～69 岁	70 岁及以上
年龄匹配模式						
男小女大	0.92** (0.29)	0.47 (0.33)	1.75** (0.65)	0.67+ (0.41)	0.56 (0.49)	0.95 (0.87)
男比女大 1～5 岁	0.20 (0.23)	0.13 (0.26)	0.20 (0.47)	-0.08 (0.31)	0.62 (0.38)	0.19 (0.73)
男比女大 6 岁及以上	0.08 (0.33)	-0.33 (0.38)	0.81 (0.67)	0.39 (0.48)	0.08 (0.52)	-1.14 (1.06)

续表

	模型 1	模型 2	模型 3	模型 4	模型 5	模型 6
	全部	农村	城市	50~59 岁	60~69 岁	70 岁及以上
教育匹配模式						
男高女低	-0.16 (0.28)	0.18 (0.34)	0.07 (0.55)	0.01 (0.39)	-0.21 (0.45)	0.86 (1.07)
男低女高	0.13 (0.32)	-0.86* (0.41)	1.57** (0.58)	0.09 (0.43)	1.46** (0.56)	-2.55* (1.09)
婚姻特征						
婚姻持续期	0.01 (0.03)	-0.01 (0.04)	0.08 (0.07)	0.01 (0.05)	-0.01 (0.05)	0.01 (0.08)
初婚年龄	-0.03 (0.04)	-0.03 (0.05)	-0.02 (0.09)	0.00 (0.07)	-0.04 (0.07)	-0.12 (0.10)
生活习惯						
饮酒	1.09*** (0.27)	1.28*** (0.29)	0.50 (0.63)	1.08** (0.36)	1.22** (0.45)	0.50 (0.94)
吸烟	0.62+ (0.34)	1.04** (0.38)	-0.93 (0.80)	0.55 (0.52)	-0.41 (0.57)	2.83*** (0.83)
参与社会活动	-0.50* (0.20)	-0.38+ (0.22)	-0.61 (0.43)	-0.43 (0.26)	-0.39 (0.33)	-1.56* (0.64)
青少年期特征						
16 岁之前居住地	-0.06 (0.33)	0.04 (0.85)	-0.07 (0.40)	0.44 (0.46)	-0.61 (0.54)	-0.14 (0.99)
15 岁之前健康状况	0.53** (0.20)	0.46+ (0.23)	0.24 (0.43)	0.28 (0.28)	0.90** (0.34)	0.69 (0.68)
社会支持						
与子女同住	-0.11 (0.19)	-0.23 (0.21)	0.40 (0.39)	-0.23 (0.25)	-0.25 (0.31)	0.52 (0.66)
子女数量	-0.06 (0.08)	0.01 (0.09)	-0.41* (0.20)	0.09 (0.13)	-0.11 (0.12)	-0.12 (0.20)
人口特征						
户口	0.32 (0.30)			0.20 (0.44)	0.65 (0.50)	-1.32 (0.94)

续表

	模型 1	模型 2	模型 3	模型 4	模型 5	模型 6
	全部	农村	城市	50～59 岁	60～69 岁	70 岁及以上
年龄组						
60～69 岁	0.46 (0.33)	0.59 (0.37)	−0.08 (0.71)			
70 岁及以上	−0.11 (0.64)	0.87 (0.75)	−2.28 + (1.29)			
受教育程度						
小学	−0.23 (0.24)	0.27 (0.27)	−1.18 + (0.63)	0.11 (0.33)	−0.62 (0.38)	1.06 (0.91)
初中	−1.23 ** (0.40)	0.00 (0.51)	−3.04 *** (0.77)	−0.41 (0.53)	−2.65 *** (0.69)	0.87 (1.68)
高中及以上	−1.76 *** (0.52)	−0.06 (0.78)	−4.01 *** (0.92)	−0.96 (0.71)	−3.34 *** (0.89)	1.59 (2.05)
工作	0.19 (0.22)	0.18 (0.22)	0.97 (0.89)	0.19 (0.30)	0.49 (0.36)	0.15 (0.79)
个人收入	−0.01 (0.03)	−0.07 * (0.03)	0.05 (0.05)	−0.07 * (0.04)	0.09 + (0.05)	−0.08 (0.09)
地区						
中部地区	0.62 ** (0.22)	0.65 * (0.25)	0.73 (0.45)	0.75 * (0.30)	−0.07 (0.37)	1.60 * (0.72)
西部地区	0.36 (0.23)	0.25 (0.26)	1.02 * (0.49)	0.58 + (0.31)	0.01 (0.39)	0.43 (0.76)
主观健康评价						
健康自评	2.30 *** (0.11)	2.37 *** (0.12)	1.90 *** (0.24)	2.07 *** (0.14)	2.77 *** (0.18)	2.23 *** (0.36)
生活满意度	2.09 *** (0.14)	2.03 *** (0.15)	2.30 *** (0.31)	2.26 *** (0.18)	1.92 *** (0.23)	1.26 * (0.50)
配偶特征						
配偶的抑郁程度	0.30 *** (0.02)	0.34 *** (0.02)	0.17 *** (0.04)	0.33 *** (0.02)	0.25 *** (0.03)	0.41 *** (0.06)
配偶参与社会活动	0.09 (0.20)	0.19 (0.22)	−0.43 (0.43)	0.37 (0.26)	−0.47 (0.33)	1.09 + (0.66)

续表

	模型 1	模型 2	模型 3	模型 4	模型 5	模型 6
	全部	农村	城市	50～59 岁	60～69 岁	70 岁及以上
配偶的受教育程度						
小学	0.61 $^+$ (0.36)	0.10 (0.41)	0.53 (1.03)	1.21 * (0.54)	1.10 $^+$ (0.58)	− 2.43 * (1.10)
初中	0.50 (0.44)	− 0.10 (0.52)	0.27 (1.10)	1.00 (0.62)	0.74 (0.74)	− 1.36 (1.46)
高中及以上	1.03 $^+$ (0.54)	− 0.03 (0.64)	1.34 (1.23)	0.97 (0.76)	2.90 ** (0.89)	− 3.58 $^+$ (1.99)
配偶的个人收入	− 0.09 *** (0.02)	− 0.06 * (0.03)	− 0.09 $^+$ (0.05)	− 0.05 (0.03)	− 0.21 *** (0.04)	0.05 (0.09)
_cons	− 6.37 ** (1.96)	− 5.99 ** (2.24)	− 5.88 (4.37)	− 8.29 ** (2.91)	− 4.98 (3.74)	− 1.63 (6.56)
N	3362	2654	708	1810	1204	348
R^2	0.38	0.39	0.36	0.38	0.41	0.45

注：括号内是标准误，$^+ p < 0.1$，$^* p < 0.05$，$^{**} p < 0.01$，$^{***} p < 0.001$。

模型 4 至模型 6 是分年龄组样本的女性婚姻匹配模式与抑郁程度之间的回归结果。模型 4 是 50～59 岁组的回归结果。与男女同岁模式的女性比较，"男小女大"模式的女性抑郁程度高 0.67，但是教育匹配模式与女性抑郁程度之间的关系在统计上不显著。模型 5 是 60～69 岁老年女性婚姻匹配模式与抑郁程度之间的回归结果，年龄匹配模式与抑郁程度之间关系在统计上不显著。与男女受教育程度相同模式的女性比较，"男低女高"模式的女性抑郁程度高 1.46。模型 6 是 70 岁及以上老年女性婚姻匹配模式与抑郁程度之间的回归结果，年龄匹配模式与 70 岁及以上的女性老人健康之间的关系在统计上不显著。教育匹配模式中，与男女受教育程度相同模式的女性比较，"男低女高"模式中的女性，抑郁程度低 2.55。

对于 60～69 岁和 70 岁及以上年龄组的老人，年龄匹配模式与抑郁程度关系不显著。这可能是因为随着步入老年时期，子女已经成家立业，老年女性将对子女的关注转向照顾孙子女，同时接受子女对自己的赡养。长期的共同生活使得夫妻之间的由年龄差异带来的一些生活方式差异逐渐消失，或者逐渐接受彼此的差异；而且由于子女的离家和就业，很多老人成为空巢状态，老年时期夫妻之间的健康相伴成为老年人情感的主要寄托。这些因素会使得夫妻年龄差异与抑郁程度之间的关系变得不显著。

研究还发现，中老年女性的抑郁程度与其主观健康评价相关，即健康自评差的女性抑郁程度高。与年轻的成年人口相比，老年人口的健康自评对心理健康的影响作用会更强（Idler and Benyamini, 1997）。此外，生活满意度低的女性抑郁程度高，配偶抑郁程度越高的女性其抑郁程度也会越高；配偶的个人收入水平越高，则女性的抑郁程度会越低。

表 3 - 5 是男性婚姻匹配模式与抑郁程度的回归结果，包括对男性样本分城乡和分年龄组进行回归的分析结果。

模型 1 控制了男性的婚姻特征、人口特征、生活习惯、社会支持、主观健康评价和配偶的特征，发现年龄匹配模式与男性抑郁程度关系显著。与男女同岁模式比较，"男小女大"模式中的男性抑郁程度高 0.69，男比女大 1 ~ 5 岁模式中的男性抑郁程度高 0.33，男比女大 6 岁及以上模式中的男性抑郁程度高 0.52。但教育匹配模式与中老年期抑郁程度之间的关系在统计上不显著。

模型 2 是农村样本的男性婚姻匹配模式与抑郁程度之间的回归结果。与男女同岁模式比较，"男小女大"模式中的男性抑郁程度高 0.61，男比女大 1 ~ 5 岁模式中的男性抑郁程度高 0.55。在教育匹配模式中，与男女受教育程度相同的男性比较，"男高女低"模式中的男性抑郁程度低 0.66。

模型 3 是城市样本的男性婚姻匹配模式与抑郁程度之间的回归结果。与男女同岁的年龄匹配模式比较，"男小女大"模式中的男性抑郁程度高 0.96。但教育匹配模式与城市男性抑郁程度之间的关系在统计上不显著。

表3-5　年龄匹配模式、教育匹配模式与男性抑郁
程度的 OLS 回归结果（加权）

	模型 1	模型 2	模型 3	模型 4	模型 5	模型 6
	全部	农村	城市	50~59 岁	60~69 岁	70 岁及以上
年龄匹配模式						
男小女大	0.69 **	0.61 *	0.96 +	0.74 *	0.54	0.86
	(0.26)	(0.31)	(0.50)	(0.34)	(0.46)	(0.80)
男比女大 1~5 岁	0.33 +	0.55 *	-0.20	0.38	0.50	-0.36
	(0.19)	(0.23)	(0.33)	(0.26)	(0.32)	(0.57)
男比女大 6 岁及以上	0.52 +	0.53	0.46	1.15 *	-0.38	0.40
	(0.28)	(0.34)	(0.50)	(0.45)	(0.47)	(0.70)
教育匹配模式						
男高女低	-0.20	-0.66 *	0.53	-0.19	-0.13	-0.96
	(0.23)	(0.30)	(0.38)	(0.34)	(0.38)	(0.63)
男低女高	0.04	0.05	0.30	-0.18	0.23	0.22
	(0.27)	(0.36)	(0.42)	(0.37)	(0.48)	(0.69)
婚姻特征						
婚姻持续期	-0.01	-0.02	0.00	-0.02	0.02	-0.01
	(0.03)	(0.03)	(0.04)	(0.04)	(0.04)	(0.05)
初婚年龄	-0.02	-0.02	-0.02	-0.05	0.07	-0.04
	(0.03)	(0.04)	(0.06)	(0.06)	(0.06)	(0.07)
生活习惯						
饮酒	0.23	0.38 *	-0.08	0.26	0.42	-0.23
	(0.16)	(0.19)	(0.27)	(0.23)	(0.26)	(0.39)
吸烟	0.47 **	0.52 *	0.26	0.11	0.34	1.42 ***
	(0.17)	(0.21)	(0.28)	(0.25)	(0.28)	(0.41)
参与社会活动	-0.53 ***	-0.58 **	-0.67 *	-0.50 *	-0.77 **	-0.37
	(0.16)	(0.19)	(0.29)	(0.23)	(0.27)	(0.40)
青少年期特征						
16 岁之前居住地	0.43 +	0.18	0.65 *	-0.08	0.13	1.25 *
	(0.26)	(0.77)	(0.28)	(0.39)	(0.44)	(0.60)

续表

	模型 1	模型 2	模型 3	模型 4	模型 5	模型 6
	全部	农村	城市	50～59 岁	60～69 岁	70 岁及以上
15 岁之前健康状况	0.43* (0.18)	0.38+ (0.21)	0.45 (0.33)	0.45+ (0.26)	0.09 (0.30)	1.00* (0.46)
社会支持						
与子女同住	-0.15 (0.15)	-0.38* (0.19)	0.42 (0.27)	-0.09 (0.22)	-0.39 (0.25)	0.21 (0.42)
子女数量	0.19** (0.07)	0.12 (0.08)	0.24+ (0.14)	0.19 (0.12)	0.14 (0.11)	0.07 (0.13)
人口特征						
户口	-1.06*** (0.24)			-0.15 (0.35)	-1.89*** (0.41)	-1.03+ (0.58)
年龄组						
60～69 岁	-0.01 (0.27)	0.32 (0.33)	-0.52 (0.46)			
70 岁及以上	-0.09 (0.51)	0.23 (0.64)	-0.41 (0.86)			
受教育程度						
小学	-0.84** (0.30)	-0.54 (0.36)	-1.04 (0.69)	-0.84+ (0.47)	-1.08* (0.51)	0.23 (0.68)
初中	-1.04** (0.37)	-0.62 (0.46)	-1.14 (0.74)	-0.99+ (0.54)	-1.12+ (0.63)	-0.83 (0.94)
高中及以上	-1.27** (0.46)	-1.20* (0.58)	-1.27 (0.84)	-1.84** (0.66)	-0.66 (0.82)	0.19 (1.15)
工作	-0.48** (0.18)	-0.57** (0.20)	-0.16 (0.41)	-0.49+ (0.26)	-0.45 (0.30)	-0.65 (0.46)
个人收入	-0.05* (0.02)	-0.05* (0.02)	-0.04 (0.03)	-0.09*** (0.03)	0.01 (0.04)	-0.02 (0.06)
地区						
中部地区	0.41* (0.18)	0.60** (0.23)	0.13 (0.31)	-0.09 (0.27)	0.69* (0.31)	0.89+ (0.47)
西部地区	0.59** (0.19)	0.62** (0.23)	0.72* (0.33)	0.27 (0.27)	0.77* (0.32)	0.83+ (0.47)

续表

	模型 1	模型 2	模型 3	模型 4	模型 5	模型 6
	全部	农村	城市	50~59 岁	60~69 岁	70 岁及以上
主观健康评价						
健康自评	1.69***	1.64***	1.74***	1.53***	1.64***	2.10***
	(0.09)	(0.11)	(0.15)	(0.12)	(0.15)	(0.22)
生活满意度	1.62***	1.66***	1.58***	1.55***	2.16***	0.49
	(0.11)	(0.13)	(0.21)	(0.16)	(0.18)	(0.32)
配偶特征						
配偶的抑郁程度	0.25***	0.27***	0.20***	0.24***	0.27***	0.28***
	(0.01)	(0.01)	(0.02)	(0.02)	(0.02)	(0.03)
配偶参与社会活动	−0.12	0.02	−0.21	−0.29	0.35	−0.17
	(0.16)	(0.19)	(0.29)	(0.22)	(0.27)	(0.40)
配偶的受教育程度						
小学	−0.22	−0.44+	0.21	0.46	−0.53+	−1.07+
	(0.20)	(0.24)	(0.41)	(0.29)	(0.32)	(0.55)
初中	−0.09	−0.45	0.40	0.38	−0.79	0.05
	(0.33)	(0.45)	(0.52)	(0.45)	(0.60)	(0.96)
高中及以上	−0.26	−0.09	0.01	0.57	−1.60+	−0.96
	(0.44)	(0.70)	(0.65)	(0.61)	(0.83)	(1.11)
配偶的个人收入	−0.02	0.03	−0.07*	−0.03	0.01	−0.10+
	(0.02)	(0.03)	(0.03)	(0.03)	(0.04)	(0.06)
_cons	−3.35*	−3.15	−4.25	−1.27	−8.04**	−1.34
	(1.60)	(1.99)	(2.73)	(2.58)	(3.11)	(4.09)
N	3788	2814	974	1771	1421	596
R^2	0.37	0.35	0.36	0.35	0.39	0.45

注：括号内是标准误，$^+ p < 0.1$，$^* p < 0.05$，$^{**} p < 0.01$，$^{***} p < 0.001$。

模型 4 至模型 6 是分年龄组样本的男性婚姻匹配模式与抑郁程度之间的回归结果。模型 4 是 50~59 岁男性的回归结果。与男女同岁模式的男性比较，"男小女大"模式中的男性抑郁程度高 0.74，男比女大 6 岁及以上模式中的男性抑郁程度高 1.15。但教育匹配模式与中年男性抑郁程度之间的关系在统计上不显著。模型 5 是 60 ~ 69 岁男性婚姻匹配模式与抑郁程度之间的回归结果。模型 6 是 70 岁及以上老年男性婚姻匹配模式与抑郁程度之间的回归结果。模型 5 和模型 6 中年龄匹配模式、教育匹配模式与老人健康之间的关系在统计上都不显著。

研究还发现，健康自评差、生活满意度低的男性抑郁程度高；配偶的抑郁程度越高，男性的抑郁程度也会越高。

在城市样本中，配偶收入水平低的男性的抑郁程度高，在农村样本中不存在这种关系。这可能与传统的性别角色观念有一定的关系，"男主外，女主内"的角色定位要求丈夫赚钱养家，女性照顾家庭。农村女性几乎没有自己的收入，她们从事农业活动，农产品收入都归入家庭收入，因此对于农村的男性而言，配偶的收入水平不会影响男性的抑郁程度；但是在城市，双职工家庭和单职工家庭的生活水平差异很大，配偶没有收入来源，男性的生活负担会加重，配偶没有单位，男性退休生活的负担会加重，这可能会影响城市男性的抑郁情绪。

四 婚姻匹配模式与中老年生活自理能力

（一）描述性统计结果

表 3 - 6 是婚姻匹配模式与中老年生活自理能力关系模型中变量的描述性结果。女性生活自理能力缺损的比例为 18.72%，男性的比例为 14.78%。对女性而言，男女同岁模式的比例为 24.46%，"男小女大"模式的比例为 16.04%，"男大女小"模式的比例为 59.50%。对男性而言，男女同岁模式比例为 22.77%，"男小女大"模式的比例为 12.44%，"男大女小"模式的比例为 64.79%。年龄匹配模式以"男大女小"为主。关于夫妻的教育匹配模式，对女性而言，"男高女低"模式中的女性比例为 60.02%；对男性而言，"男高女低"模

式中的男性比例为 59. 68% 。教育匹配模式以"男高女低"为主。

表 3 - 6　变量描述性统计信息

单位：%

	女性（N = 3504）		男性（N = 3849）	
	平均值或百分比	标准差	平均值或百分比	标准差
因变量				
生活自理能力缺损	18. 72		14. 78	
自变量				
年龄匹配模式				
男小女大	16. 04		12. 44	
男比女大 1 ~ 5 岁	49. 20		50. 84	
男比女大 6 岁及以上	10. 30		13. 95	
教育匹配模式				
男高女低	60. 02		59. 68	
男低女高	13. 01		13. 48	
控制变量				
婚姻特征				
初婚年龄	21. 67	3. 43	23. 86	3. 85
婚姻持续期	38. 84	8. 13	37. 90	8. 52
生活习惯				
吸烟	7. 90		74. 62	
饮酒	14. 15		66. 46	
参加活动	48. 17		50. 89	
青少年期特征				
15 岁之前健康状况	26. 17		22. 63	
16 岁之前居住地	9. 99		11. 04	
社会支持				
与子女同住	49. 09		50. 17	
子女数量	2. 78	1. 35	2. 71	1. 33
人口特征				
年龄组				
60 ~ 69 岁	35. 84		37. 69	

续表

	女性（N=3504）		男性（N=3849）	
	平均值或百分比	标准差	平均值或百分比	标准差
70 岁及以上	10.59		15.79	
工作	54.25		58.61	
户口	20.52		25.49	
地区				
中部地区	33.99		33.23	
西部地区	29.88		31.02	
受教育程度				
小学	36.90		46.94	
初中	12.76		24.24	
高中及以上	8.33		16.49	
个人收入（ln+1）	2.67	4.01	4.17	4.58
主观健康评价				
健康自评	3.07	0.88	2.84	0.89
生活满意度	2.93	0.71	2.91	0.67
配偶特征				
配偶的抑郁程度	7.20	5.79	9.14	6.52
配偶参与社会活动	51.06		48.19	
配偶的个人收入（ln+1）	4.20	4.57	2.60	3.99
配偶的受教育程度				
小学	47.57		36.58	
初中	24.03		13.87	
高中及以上	16.18		8.13	

　　表 3-7 是生活自理能力与年龄匹配模式的分布。对于女性而言，"男小女大"模式中的女性发生生活自理能力缺损的比例最高，为 21.97%；其他模式的女性发生生活自理能力缺损的比例不到 20%。而对于男性而言，男比女大 6 岁及以上的模式中的男性发生生活自理能力缺损比例最高，为 19.18%。夫妻同岁模式中夫/妻发生生活自理能力缺损的比例最低，女性发生生活自理能力缺损的比

例为 15.05%，男性发生生活自理能力缺损的比例仅为 11.07%。

表 3-7　分性别生活自理能力与年龄匹配模式类型的分布

单位：%

年龄匹配模式	女性				男性			
	健康	缺损	N	χ^2	健康	缺损	N	χ^2
男小女大	78.83	21.97	562		86.85	13.15	479	
男女同岁	84.95	15.05	857		88.93	11.07	876	
男比女大 1~5 岁	80.45	19.55	1724	10.79*	84.36	15.64	1957	19.95***
男比女大 6 岁及以上	80.33	19.67	361		80.82	19.18	537	

注：$^+ p < 0.1$，$^* p < 0.05$，$^{**} p < 0.01$，$^{***} p < 0.001$。

表 3-8 是生活自理能力与教育匹配模式类型的分布。不同的教育匹配模式下男性的生活自理能力不存在显著差异，但女性的生活自理能力差异显著，"男低女高"模式中的女性发生生活自理能力缺损比例为 14.69%，而"男高女低"模式中该比例为 18.45%。

表 3-8　分性别生活自理能力与教育匹配模式类型的分布

单位：%

教育匹配模式	女性				男性			
	健康	缺损	N	χ^2	健康	缺损	N	χ^2
男高女低	81.55	18.45	2103		85.86	14.14	2297	
男女相同	78.73	21.27	945	8.99*	84.12	15.88	1033	1.89
男低女高	85.31	14.69	456		84.59	15.41	519	

注：$^+ p < 0.1$，$^* p < 0.05$，$^{**} p < 0.01$，$^{***} p < 0.001$。

（二）回归统计结果

表 3-9 是女性的婚姻匹配模式与生活自理能力的回归结果，包括分城乡和分年龄组的回归分析结果。

模型 1 控制了女性的婚姻特征、人口特征、生活习惯、社会支持、主观健康评价和配偶的特征。与男女同岁模式比较，"男小女大"模式中的女性发生生活自理能力缺损的可能性大。教育匹配模式与生活自理能力之间的关系在统计上不显著。模型 2 和模型 3 分别是农村样本和城市样本的回归结果，与模型 1 的结论一样，与男女同岁模式相比，"男小女大"模式中的农村女性发生生活自理能力缺损的可能性大，教育匹配模式与农村女性的生活自理能力之间的关系在统计上不显著。

表 3 - 9　年龄匹配模式、教育匹配模式与女性生活
自理能力的 Logistic 回归结果

	模型 1	模型 2	模型 3	模型 4	模型 5	模型 6
	全部	农村	城市	50 ~ 59 岁	60 ~ 69 岁	70 岁及以上
	系数	系数	系数	系数	系数	系数
年龄匹配模式						
男小女大	0.41**	0.34*	0.87+	0.19	0.31	1.26**
	(0.16)	(0.17)	(0.46)	(0.25)	(0.25)	(0.44)
男比女大 1 ~ 5 岁	0.21+	0.16	0.52	0.10	0.08	0.99*
	(0.12)	(0.13)	(0.37)	(0.19)	(0.20)	(0.39)
男比女大 6 岁及以上	0.23	0.27	0.03	0.39	0.12	0.08
	(0.18)	(0.20)	(0.53)	(0.27)	(0.28)	(0.59)
教育匹配模式						
男高女低	- 0.24	- 0.24	- 0.10	- 0.27	- 0.45+	0.62
	(0.15)	(0.17)	(0.40)	(0.23)	(0.24)	(0.54)
男低女高	- 0.21	- 0.19	- 0.49	- 0.30	- 0.20	- 0.27
	(0.19)	(0.22)	(0.45)	(0.29)	(0.31)	(0.58)
婚姻特征						
婚姻持续期	0.03+	0.02	0.13**	0.01	0.05+	0.03
	(0.02)	(0.02)	(0.05)	(0.03)	(0.03)	(0.04)
初婚年龄	0.02	0.01	0.07	0.03	0.00	0.02
	(0.02)	(0.02)	(0.07)	(0.04)	(0.04)	(0.05)

	模型 1	模型 2	模型 3	模型 4	模型 5	模型 6
	全部	农村	城市	50～59 岁	60～69 岁	70 岁及以上
	系数	系数	系数	系数	系数	系数
生活习惯						
饮酒	0.46 ***	0.44 **	0.68	0.34 +	0.36 +	1.39 ***
	(0.13)	(0.14)	(0.42)	(0.20)	(0.21)	(0.39)
吸烟	0.06	0.19	-1.12 +	0.16	0.01	-0.10
	(0.17)	(0.18)	(0.63)	(0.27)	(0.27)	(0.41)
参与社会活动	-0.14	-0.12	-0.18	0.03	-0.27	-0.60 *
	(0.10)	(0.11)	(0.29)	(0.15)	(0.17)	(0.30)
青少年期特征						
16 岁之前居住地	0.02	0.61	-0.20	0.56 +	-0.43	-0.37
	(0.22)	(0.39)	(0.30)	(0.33)	(0.38)	(0.60)
15 岁之前健康状况	0.17 +	0.25 *	-0.31	0.23	0.18	-0.04
	(0.10)	(0.11)	(0.32)	(0.15)	(0.16)	(0.32)
社会支持						
与子女同住	0.00	-0.01	0.09	-0.03	-0.18	0.74 *
	(0.10)	(0.11)	(0.29)	(0.15)	(0.16)	(0.31)
子女数量	-0.07	-0.07	-0.10	-0.10	-0.05	-0.13
	(0.04)	(0.04)	(0.13)	(0.08)	(0.06)	(0.09)
人口特征						
户口	-0.14			-0.29	-0.17	-0.27
	(0.17)			(0.29)	(0.28)	(0.45)
年龄组						
60～69 岁	0.18	0.31 +	-0.70			
	(0.17)	(0.18)	(0.50)			
70 岁及以上	0.44	0.67 +	-1.10			
	(0.33)	(0.36)	(0.89)			
受教育程度						
小学	-0.10	-0.08	-0.20	0.06	-0.31	0.25
	(0.13)	(0.14)	(0.40)	(0.19)	(0.20)	(0.45)

续表

	模型 1	模型 2	模型 3	模型 4	模型 5	模型 6
	全部	农村	城市	50~59 岁	60~69 岁	70 岁及以上
	系数	系数	系数	系数	系数	系数
初中	-0.39	-0.50 $^+$	0.10	-0.73 *	-0.19	0.79
	(0.25)	(0.29)	(0.56)	(0.35)	(0.41)	(0.87)
高中及以上	-0.32	-0.40	0.39	-0.59	0.29	0.48
	(0.33)	(0.46)	(0.69)	(0.47)	(0.59)	(1.12)
工作	-0.27 *	-0.28 *	0.01	-0.34 *	-0.22	-0.12
	(0.11)	(0.11)	(0.53)	(0.17)	(0.17)	(0.34)
个人收入	-0.02	-0.00	-0.06 $^+$	-0.01	-0.06 *	0.03
	(0.02)	(0.02)	(0.03)	(0.03)	(0.03)	(0.04)
地区						
中部地区	0.28 *	0.23 $^+$	0.72 *	0.53 **	0.05	0.05
	(0.12)	(0.13)	(0.34)	(0.18)	(0.20)	(0.33)
西部地区	0.07	0.05	0.34	0.02	0.04	-0.02
	(0.12)	(0.13)	(0.37)	(0.19)	(0.20)	(0.36)
主观健康评价						
健康自评	0.84 ***	0.78 ***	1.24 ***	0.88 ***	0.80 ***	0.98 ***
	(0.06)	(0.07)	(0.19)	(0.10)	(0.10)	(0.19)
生活满意度	0.10	0.11	0.13	0.04	0.19 $^+$	0.26
	(0.07)	(0.07)	(0.21)	(0.10)	(0.11)	(0.22)
配偶特征						
配偶的抑郁程度	0.04 ***	0.03 ***	0.06 *	0.03 *	0.05 ***	0.02
	(0.01)	(0.01)	(0.03)	(0.01)	(0.01)	(0.03)
配偶参与社会活动	-0.07	-0.08	-0.05	-0.10	-0.13	0.45
	(0.10)	(0.11)	(0.29)	(0.15)	(0.17)	(0.31)
配偶的受教育程度						
小学	0.31	0.26	1.31 $^+$	0.29	0.47	-0.43
	(0.19)	(0.21)	(0.69)	(0.31)	(0.30)	(0.56)
初中	0.06	-0.01	1.01	-0.08	0.28	-0.34
	(0.24)	(0.27)	(0.75)	(0.37)	(0.39)	(0.73)
高中及以上	0.00	0.15	0.48	0.10	0.22	-1.84 $^+$
	(0.30)	(0.33)	(0.86)	(0.44)	(0.51)	(1.05)

	模型 1	模型 2	模型 3	模型 4	模型 5	模型 6
	全部	农村	城市	50～59 岁	60～69 岁	70 岁及以上
	系数	系数	系数	系数	系数	系数
配偶的个人收入	-0.02⁺	-0.03*	-0.02	-0.04*	-0.01	-0.01
	(0.01)	(0.01)	(0.03)	(0.02)	(0.02)	(0.04)
_cons	-6.20***	-5.36***	-13.48***	-5.76***	-6.45**	-7.38*
	(1.06)	(1.14)	(3.20)	(1.75)	(1.98)	(3.04)
N	3504	2785	719	1877	1256	371
Pseudo R^2	0.15	0.13	0.26	0.13	0.15	0.21

注：括号内是标准误，⁺$p < 0.1$，*$p < 0.05$，**$p < 0.01$，***$p < 0.001$。

模型 4 至模型 6 是分年龄组样本的女性婚姻匹配模式与生活自理能力之间的回归结果。模型 4 是 50～59 岁年龄组的回归结果，年龄匹配模式、教育匹配模式与女性生活自理能力之间的关系不显著。模型 5 是 60～69 岁年龄组的回归结果，年龄匹配模式与女性低龄老年人的生活自理能力之间的关系不显著，在教育匹配模式中，"男高女低"模式中的女性发生生活自理能力缺损的可能性小。模型 6 是 70 岁及以上年龄组的回归结果，"男小女大"模式中的女性老人发生生活自理能力缺损的可能性大，男比女大 1～5 岁模式中的女性老年人发生生活自理能力缺损的可能性大。教育匹配模式与女性中高龄老年人生活自理能力之间的关系不显著。

在 6 个模型中，健康自评为一般和差的女性，发生生活自理能力缺损的可能性大；配偶的抑郁程度越高，女性发生生活自理能力缺损的可能性越大。

表 3-10 是男性婚姻匹配与生活自理能力之间关系的回归结果，包括分城乡样本和分年龄组样本的回归结果。

模型 1 控制了男性的婚姻特征、人口特征、生活习惯、社会支持、主观健康评价和配偶的特征，发现在年龄匹配模式中，与男女同岁模式比较，男比女大 1～5 岁模式、男比女大 6 岁及以上模式中的男性发生生活自理能力缺损的可能性大。教育匹配模式与生活自理能力之间的关系在统计上不显著。

模型 2 是农村样本的男性婚姻匹配模式与生活自理能力之间的回归结果。与男女同岁模式比较，男比女大 1~5 岁模式、男比女大 6 岁及以上模式中的男性发生生活自理能力缺损的可能性大。教育匹配模式与生活自理能力之间的关系在统计上不显著。

模型 3 是城市样本的男性婚姻匹配模式与生活自理能力之间的回归结果。年龄匹配模式与城市男性的生活自理能力之间的关系在统计上不显著。教育匹配模式中，"男低女高"模式中的男性发生生活自理能力缺损的可能性大。

模型 4 至模型 6 是分年龄组样本的男性婚姻匹配模式与生活自理能力之间的回归结果。模型 4 是 50~59 岁年龄组的回归结果，年龄匹配模式、教育匹配模式与生活自理能力之间的关系不显著。模型 5 是 60~69 岁年龄组的回归结果，男比女大 6 岁及以上模式中的男性老人发生生活自理能力缺损的可能性大；"男低女高"的教育匹配模式中男性老人发生生活自理能力缺损的可能性大。模型 6 是 70 岁及以上年龄组老人的回归结果。"男小女大"模式及男比女大 1~5 岁模式中的男性老年人发生生活自理能力缺损的可能性大；教育匹配模式与生活自理能力之间的关系不显著。

表 3 - 10　年龄匹配模式、教育匹配模式与男性生活
自理能力的 Logistic 回归结果

	模型 1	模型 2	模型 3	模型 4	模型 5	模型 6
	全部	农村	城市	50~59 岁	60~69 岁	70 岁及以上
	系数	系数	系数	系数	系数	系数
年龄匹配模式						
男小女大	0.02 (0.19)	0.04 (0.21)	0.03 (0.44)	-0.25 (0.31)	-0.03 (0.30)	0.96* (0.47)
男比女大 1~5 岁	0.28* (0.14)	0.29+ (0.15)	0.23 (0.32)	0.12 (0.22)	0.25 (0.21)	0.68+ (0.38)

续表

	模型 1	模型 2	模型 3	模型 4	模型 5	模型 6
	全部	农村	城市	50 ~ 59 岁	60 ~ 69 岁	70 岁及以上
	系数	系数	系数	系数	系数	系数
男比女大 6 岁及以上	0.51 **	0.56 **	0.23	0.42	0.61 *	0.74
	(0.19)	(0.21)	(0.46)	(0.35)	(0.30)	(0.45)
教育匹配模式						
男高女低	0.07	0.15	− 0.24	0.19	0.08	0.11
	(0.17)	(0.19)	(0.37)	(0.29)	(0.25)	(0.40)
男低女高	0.17	− 0.08	0.85 *	− 0.02	0.52 +	− 0.00
	(0.19)	(0.24)	(0.38)	(0.34)	(0.31)	(0.43)
婚姻特征						
婚姻持续期	0.02	0.02	0.02	− 0.01	0.04	0.02
	(0.02)	(0.02)	(0.04)	(0.04)	(0.03)	(0.03)
初婚年龄	− 0.01	− 0.00	− 0.02	− 0.03	0.01	− 0.02
	(0.02)	(0.03)	(0.05)	(0.05)	(0.04)	(0.04)
生活习惯						
饮酒	0.18 +	0.20	0.13	− 0.19	0.36 *	0.46 +
	(0.11)	(0.12)	(0.25)	(0.19)	(0.17)	(0.23)
吸烟	− 0.02	− 0.03	0.12	0.05	− 0.05	− 0.04
	(0.12)	(0.14)	(0.25)	(0.22)	(0.19)	(0.24)
参与社会活动	− 0.29 **	− 0.25 *	− 0.43 +	− 0.25	− 0.26	− 0.22
	(0.11)	(0.12)	(0.25)	(0.19)	(0.17)	(0.24)
青少年期特征						
16 岁之前居住地	− 0.18	0.51	− 0.20	0.17	− 0.42	− 0.23
	(0.21)	(0.49)	(0.26)	(0.40)	(0.34)	(0.45)
15 岁之前健康状况	− 0.02	− 0.05	0.15	− 0.10	0.18	− 0.24
	(0.12)	(0.13)	(0.29)	(0.20)	(0.17)	(0.27)
社会支持						
与子女同住	− 0.21 *	− 0.20 +	− 0.22	− 0.22	− 0.21	− 0.27
	(0.11)	(0.12)	(0.24)	(0.19)	(0.16)	(0.25)
子女数量	− 0.00	− 0.02	0.07	− 0.04	0.01	− 0.01
	(0.04)	(0.05)	(0.11)	(0.10)	(0.07)	(0.08)

续表

	模型 1	模型 2	模型 3	模型 4	模型 5	模型 6
	全部	农村	城市	50~59 岁	60~69 岁	70 岁及以上
	系数	系数	系数	系数	系数	系数
人口特征						
户口	−0.11 (0.17)			−0.46 (0.35)	0.06 (0.25)	−0.32 (0.34)
年龄组						
60~69 岁	0.23 (0.18)	0.24 (0.20)	0.36 (0.42)			
70 岁及以上	0.26 (0.34)	0.28 (0.39)	0.42 (0.75)			
受教育程度						
小学	−0.15 (0.20)	−0.30 (0.23)	0.34 (0.51)	−0.04 (0.37)	−0.37 (0.30)	−0.15 (0.42)
初中	−0.22 (0.25)	−0.47 (0.30)	0.84 (0.59)	−0.25 (0.45)	−0.40 (0.39)	−0.22 (0.59)
高中及以上	−0.51 (0.33)	−0.97 * (0.42)	0.85 (0.68)	−0.61 (0.57)	−0.52 (0.52)	−0.79 (0.76)
工作	−0.55 *** (0.12)	−0.55 *** (0.13)	−0.62 + (0.33)	−0.69 ** (0.21)	−0.61 *** (0.18)	−0.30 (0.25)
个人收入	−0.01 (0.01)	−0.01 (0.02)	−0.03 (0.03)	−0.04 (0.02)	−0.02 (0.02)	0.06 + (0.04)
地区						
中部地区	0.26 * (0.13)	0.39 ** (0.14)	−0.15 (0.29)	0.42 + (0.22)	0.40 * (0.20)	−0.16 (0.28)
西部地区	−0.03 (0.13)	0.02 (0.15)	−0.08 (0.29)	−0.32 (0.24)	0.09 (0.21)	0.26 (0.28)
主观健康评价						
健康自评	0.83 *** (0.07)	0.78 *** (0.07)	1.05 *** (0.16)	1.08 *** (0.12)	0.69 *** (0.10)	0.82 *** (0.15)
生活满意度	0.20 ** (0.07)	0.24 ** (0.08)	0.08 (0.19)	0.18 (0.13)	0.21 + (0.11)	0.24 (0.19)

续表

	模型 1	模型 2	模型 3	模型 4	模型 5	模型 6
	全部	农村	城市	50 ~ 59 岁	60 ~ 69 岁	70 岁及以上
	系数	系数	系数	系数	系数	系数
配偶特征						
配偶的抑郁程度	0.05 ***	0.05 ***	0.06 ***	0.07 ***	0.04 ***	0.06 ***
	(0.01)	(0.01)	(0.02)	(0.01)	(0.01)	(0.02)
配偶参与社会活动	− 0.03	− 0.02	0.04	0.04	− 0.10	− 0.07
	(0.11)	(0.12)	(0.25)	(0.19)	(0.17)	(0.24)
配偶的受教育程度						
小学	0.04	0.09	0.17	0.27	− 0.25	0.45
	(0.14)	(0.15)	(0.32)	(0.24)	(0.20)	(0.32)
初中	− 0.00	0.14	− 0.10	0.32	− 0.31	0.04
	(0.25)	(0.32)	(0.45)	(0.40)	(0.40)	(0.66)
高中及以上	− 0.27	0.28	− 0.83	0.32	− 1.38 +	0.37
	(0.37)	(0.54)	(0.61)	(0.57)	(0.72)	(0.82)
配偶的个人收入	− 0.01	0.01	− 0.05 +	0.02	− 0.02	− 0.06 +
	(0.02)	(0.02)	(0.03)	(0.03)	(0.03)	(0.04)
_cons	− 5.92 ***	− 5.81 ***	− 6.91 **	− 4.89 *	− 6.24 **	− 5.87 *
	(1.10)	(1.26)	(2.42)	(2.29)	(1.98)	(2.44)
N	3849	2868	981	1790	1451	608
$Pseudo\ R^2$	0.17	0.17	0.20	0.20	0.14	0.18

注: 括号内是标准误, $^+ p < 0.1$, $^* p < 0.05$, $^{**} p < 0.01$, $^{***} p < 0.001$。

研究还发现, 健康自评为一般和差的中老年男性发生生活自理能力缺损的可能性大; 配偶的抑郁程度越高, 中老年男性发生生活自理能力缺损的可能性也越大。

五 婚姻匹配模式与中老年健康自评

表 3 – 11 与表 3 – 12 提供了婚姻年龄匹配模式、教育匹配模式

与中老年期健康自评之间的关系的分布状况。结果显示，对女性而言，年龄匹配模式、教育匹配模式与中老年健康自评之间的关系在统计上不显著；对男性而言，年龄匹配模式与健康自评存在相关关系，教育匹配模式与健康自评之间不存在相关关系。

在加入控制变量后，女性和男性的婚姻匹配模式与健康自评之间的关系在统计上均不显著，因此不再汇报回归结果。

表 3 - 11　分性别健康自评与年龄匹配模式类型的分布

单位：%

年龄匹配模式	女性				男性			
	良好	一般和差	N	χ^2	良好	一般和差	N	χ^2
男小女大	21.55	78.45	529		28.27	71.73	474	
男女同岁	20.14	79.86	834		32.83	67.17	865	
男比女大 1~5 岁	20.92	79.08	1644	0.47ns	29.13	70.69	1921	14.79**
男比女大 6 岁及以上	20.28	79.72	355		23.25	76.75	529	

注：+p < 0.1，*p < 0.05，**p < 0.01，***p < 0.001，ns 统计检验不显著。

表 3 - 12　分性别健康自评与教育匹配模式的分布

单位：%

教育匹配模式	女性				男性			
	良好	一般和差	N	χ^2	良好	一般和差	N	χ^2
男高女低	21.45	78.55	2005		29.82	70.18	2267	
男女相同	19.28	80.72	913	1.79ns	27.79	72.21	1010	1.43ns
男低女高	20.72	79.28	444		28.77	71.23	511	

注：+p < 0.1，*p < 0.05，**p < 0.01，***p < 0.001，ns 统计检验不显著。

婚姻匹配模式与健康自评的关系不显著，可能是因为健康自评是对个体生理健康和心理健康主观的综合评价指标，是一个多维的评价指标。个体会根据不同的参照框架来对自身的健康进行评价（Krause and Jay，1994），可以以自己过去的健康作为参照，也可以以同龄人的健康作为参照，而且受个人经历、生活状态和环境等因素的影响，健康评价结果会有差异。这种主观的健康与医生评价的健康是不同的，也就是说，健康自评与实际的客观健康之间是相互联系又有各自含义的两个概念（李坚，2001）。

六　结论和讨论

婚姻是影响个人生活状态的非常重要的因素。在婚姻缔结阶段，男女选择不同的婚姻匹配模式，不仅会影响婚姻生活方式、夫妻关系及家庭关系，还会影响男性和女性的生理建康和心理健康。本部分使用 CHARLS 数据，检验了婚姻年龄匹配模式、教育匹配模式与中老年期健康之间的关系，得出以下结论。

婚姻的年龄匹配模式与中老年期健康相关，"男小女大"的年龄匹配模式对中老年期的健康不利。在"男小女大"的年龄匹配模式中，男性和女性的抑郁程度高，发生生活自理能力缺损的可能性大。这可能是因为在中国传统的婚配文化中，男性通常年长于女性，"男小女大"的婚姻匹配模式会被认为是不匹配婚姻（李建新、王小龙，2014）。对女性来说，嫁给一个比自己年龄小的丈夫，一方面会承受来自社会舆论的压力，造成心理负担；另一方面，与比自己年龄小的丈夫相处，其在家庭生活中部分承担了"妈妈"的角色，还会承受家庭方面的压力，增大了女性的心理压力。这些压力长期累积，在中老年时期出现抑郁的可能性会变大，发生生活自理能力缺损的可能性增加。对男性来说，与比自己年长的女性结婚，社会规范往往会自动界定男性自身的条件处于劣势，容易受制于年长的配偶，这种规范的压力会使男性产生负面情绪。压力在长期的婚姻生活中累积，使得中老年时期的健康状况会较差。

在 50～59 岁年龄组中，"男小女大"的年龄匹配模式中男性和女性的抑郁程度高。这可能是因为 50～59 岁年龄组的人处于更年期，比配偶年长的女性老化更快、更敏感，更容易产生抑郁的症状。男性在这个阶段也存在更年期，常常会出现做事缺乏信心、优柔寡断，工作能力减弱，并伴随焦虑、烦躁、悲伤等情绪，比配偶年龄小的丈夫，可能更容易陷入负面情绪，增加中年男性的抑郁程度。

婚姻的教育匹配模式与中老年期心理健康的关系存在城乡差异。在农村样本中，"男高女低"模式中男性的心理健康状况好，抑郁程度低；"男低女高"模式中女性的心理健康状况好，抑郁程度低。而在城市样本中，"男低女高"模式对女性的心理健康不利。这可能是因为，农村女性更易将自己的社会和家庭中的角色定位为从属角色，受教育程度高于丈夫的农村女性，更有可能从事非农业的活动获取收入，与丈夫共同负担家庭生活，而不仅仅是扮演从属于丈夫和家庭的角色，因此在农村家庭中更有可能获得家庭成员的尊重，抑郁程度会下降。而农村的男性受"男权制"思想的影响较大，受教育水平高于妻子的男性强化了其在家庭中的权威感和优越感，抑郁程度会较低。在城市，配偶受教育程度低的女性的抑郁程度会增加。这可能是因为在中国"男主外，女主内"的性别分工模式在家庭关系中根深蒂固，虽然城市女性的受教育程度提高，有自己的职业、思想独立、追求自我价值的实现，但是这不代表城市女性的社会地位就高于男性（Qian and Qian，2014）。城市女性的传统家庭角色认知和个人价值追求之间的冲突，可能会增加城市女性的抑郁程度。也就是说，"女主内"的男权社会观念对女性的角色认知影响很大，她们一方面要做"贤妻良母"，另一方面要兼顾事业。当事业与家庭之间必须有所取舍时，女性往往不得不做出牺牲，这些牺牲可能使城市中受教育水平高于丈夫的女性产生不良情绪，增加抑郁程度。

研究还发现，配偶的抑郁程度与中老年的生理健康和心理健康相关。配偶的抑郁程度越高，中老年人的抑郁程度越高，中老年人发生生活自理能力缺损的可能性也就越大，这与西方的研究结论相一致（Powdthavee，2009；Pradeep and Sutin，2015）。夫妻之间的长期共同生活，会发生相互影响的社会反应和生理反应，影响夫妻的健康长寿（Klinger-Vartabedian and Wispe，1989）。夫妻之间的感情存在环形反馈的相互作用过程，这一过程存在于夫妻生活的方方面面，包括态度、情感、行为等（刘培毅、何慕陶，1991）。因此，夫妻都应该调整自己的情绪和态度，保持良好的心理状态，相互理解和扶持，一起度过健康的老年生活。

研究还发现，对中老年女性尤其是对农村的中老年女性而言，丈夫的收入水平是影响其抑郁程度和生活自理能力的一个非常重要的因素。中国农村的中老年女性主要从事家务活动和家庭农业生产活动，很少从事非农业活动，主要依赖丈夫的非农收入生活。农村女性习惯性地"从夫居"生活，导致其在家庭物质资产的占有方面常常处于劣势，几乎没有对土地、宅基地、交通设施及工具的支配权和决策权（李小云等，2006）。中老年女性依赖丈夫的状况依然存在，农村妇女的地位有待进一步提高。

第四章

生育行为与中老年女性健康

生育是影响中老年女性健康的一个重要因素（Cameron and Demerath，2002）。女性作为生育行为的主要承担者，其生育历史对生命中后期健康和死亡的影响得到了广泛的承认（Grundy and Tomassini，2005）。

中国传统的儒家文化深刻影响了人们的生育动机和生育行为，也衍生出"多子多福""早生早育"等传统生育观念。这些观念潜移默化地影响着妇女的生育行为，至少在计划生育政策严格实施之前，中国女性生育子女数量多，早育现象严重（齐晓安，2006）。多育严重损害了妇女的身体健康，成为中老年妇女患病的主要原因（赵利娜，2009）。生育带来的短期影响会伴随着时间累积，尤其在50岁以后，生育行为对女性身体健康的影响会不断显现。

生育对女性身体健康的影响除了通过传统生育观念来发挥作用，还通过女性的从属地位来体现。受到父权制、父系制和从夫居等文化的影响，女性的社会地位低下，在家庭资源的分配中，妻子会将健康投资优先分配给家庭中的男性（包括丈夫、儿子），忽略对自身的健康投资（段塔丽，2008）。在农村，妇女也是参与农业生产劳动的主力。妇女在怀孕时甚至产后不久就从事繁重的体力劳动，再加上有时产后的不当护理，妇女的身体健康状况普遍较差（郑真真，

1997；姚远，2000）。传统的生育文化与生育习俗中对产妇的禁忌、落后的分娩方式比如由产婆接生或者当地医疗卫生条件差等，都会损害女性的身心健康（黄光成，1996）。在性别偏好比较严重的地区，生育女孩后产妇和女婴都得不到很好的照顾（姚远，2000），而且产妇和女婴都会面临较高的患病或死亡风险（郑真真，1997）。

目前对生育行为与中老年健康和死亡之间关系的研究主要来自发达国家（Grundy and Holt，2000；Grundy and Tomassini，2005；Spence，2008；Jasienska，2009），但是中国与西方国家有着不同的社会背景和生育文化。本章使用中国健康与养老追踪调查（CHARLS）2011～2012年全国基线调查数据，研究女性生育行为与中老年期生活自理能力、健康自评和抑郁程度之间的关系。

一 文献综述

（一）理论基础

目前解释生育与健康的理论包括生物学理论和社会学理论（Grundy and Tomassini，2005；Mirowsky，2005；Henretta，2007；Spence，2008；Grundy and Kravdal，2010）。生物学理论认为，生育对中老年健康的直接影响是生物学方面的影响（Grundy and Tomassini，2005）。怀孕和分娩，尤其是多次怀孕对女性身体新陈代谢的调整会对女性的机体产生永久性的影响（Jasienska，2009）；生育需要更多的能量和营养，多育的女性发生肥胖、骨质疏松，患糖尿病和心血管病等疾病的风险增大（Hurt et al.，2006；Jasienska，2009）。在生育时间上，生物学理论强调，初次生育应该在女性的生育系统发育完全之后，这样身体才能够吸收能量并快速恢复常态；如果在生育器官没有发育成熟时生育，会对女性的身体产生不良的影响（Andersen et al.，2000）。

社会学理论则强调生育与社会关联，这一关联体现在与女性的社会经济地位、养育成本、生育政策和生育文化等方面的联系。生育子女较多，女性就需要花费较多的时间照顾子女，养育子女成本高、社会和自身压力大，对女性的生理和心理都会产生较大的影响，这种影响会累积到中老年时期，从而影响中老年期健康。一些研究证明，青少年时期生育的女性，在以后的生命历程阶段会伴随着一定程度的生活困顿，包括社会地位低、身体健康程度差和死亡率高（Hofferth and Moore，1979；Kington et al.，1997；Coley and Chase-Lansdale，1998；Grundy and Tomassini，2005；Henretta，2007）。早育往往意味着不能接受更高程度的教育，从而导致一系列后果，比如工作稳定性差、家庭收入低、生活水平低和健康状况差。

（二）文献综述

目前有一些研究证明在西方国家生育行为与晚年健康相关（Grundy and Holt，2000；Alonzo，2002；Grundy and Tomassini，2005；Henretta，2007；Hank，2010）。生育对女性健康的直接影响主要是怀孕和分娩可能导致的各种并发症，已有研究证明，生育与某些疾病尤其是乳腺癌高度相关（Madigan et al.，1995）。尽管目前尚不清楚生育行为与晚年一些慢性疾病之间的关系，但是可以肯定多次生育是导致慢性病的主要危险因素之一（Rich-Edwards，2002）。

女性的生育行为包括妊娠、生育次数、生育年龄、流产次数、堕胎次数、生育间隔等很多指标。对于中老年人来说，生育历史来自她们的回忆数据，而生育数量、生育年龄和生育时间的数据比较可信，因此对于生育行为与中老年健康关系的研究主要集中在生育数量、生育年龄、生育时间的研究（Kington et al.，1997；Grundy and Holt，2000；Grundy and Tomassini，2005；Mirowsky，2005）。

大部分研究认为，女性在中老年时的健康与生育数量相关，但也存在争议。对美国 50 岁以上女性的研究发现，在控制了年龄、种族、教育、婚姻状态、家庭收入和财富之后，生育 6 个及以上子女的女性与从未生育和生育 1 个或 2 个子女的女性相比健康自评更差

（Kington et al.，1997）。Sudha 等人（2006）的研究也证实了这种关系，在非裔美国妇女中生育 6 个及以上子女的女性的健康自评差，但作者也指出，社会支持中介了两者的关系。Spence（2008）发现，在美国生育子女数量的多少与女性健康之间没有显著关系。英国的相关数据显示，50 岁至少有 4 个子女的女性，自报躯体活动受限程度比较高（Grundy and Holt，2000；Grundy and Tomassini，2005）。Read 等人（2011）使用英国家庭调查（The British Household Panel Survey，BHPS）数据进行研究后发现，无论是男性还是女性，有 4 个及以上子女的中老年人的健康状况较差。Grundy 和 Tomassini（2005）的研究发现，51～60 岁和 61～70 岁年龄组中从未生育的女性和生育 5 个及以上子女的女性，死亡率较高；但是在 71～80 岁年龄组，只有 1 个孩子的女性死亡率较高。

早育与中老年时期的健康相关。对美国的案例进行研究后发现，早育与心脏病的发生相关（Beard et al.，1984；Rosenberg et al.，1999）。较小年龄（22 岁或者 21 岁之前）就开始生育对中老年期健康不利（Grundy and Holt，2000；Mirowsky，2005），在老年时健康自评较差（Kington et al.，1997；Alonzo，2002；Mirowsky，2005；Sudha et al.，2006；Henretta，2007；Hank，2010），发生日常生活自理能力缺损的风险增加（Spence，2008）。在挪威、英格兰、威尔士和美国等国家和地区，早育增加了女性在中老年期死亡的风险（Grundy，2009）。Mirowsky（2005）认为早育会带来一系列不利的社会后果，进而长期影响健康。过早生育子女可能会导致未来生活的困顿（Hofferth and Moore，1979；Rindfuss et al.，1984；Teti et al.，1987），包括社会地位低、身体健康状况差、死亡率高等，这些社会后果会对生命中后期的健康产生持续的影响。

晚育与女性中老年时期的健康相关，但是这种关系存在争议。40 岁之后怀孕和生育可能是一个人身体健康状况较好的标志（Snowdon et al.，1989）。Doblhammer（2000）使用英国和奥地利的数据，发现 40 岁以后生育的女性更长寿，这可能是因为 35 岁以后仍然有生育行为的女性，闭经时间推迟，生理老化的过程延缓，这些对中老年女性的健康有一定的促进作用（Perls and Fretts，2001）。Snowdon 等人（1989）的研究发现，40 岁以前闭经的女性死亡风险更高，大约是 50 ~ 54 岁闭经的女性死亡风险的 2 倍。女性的闭经时间推迟，体内雌性激素产生的时间延长，会降低中老年期发生心脏病的风险（Paganini-Hill，1996）。35 ~ 40 岁后怀孕生育的一系列行为，刺激了女性生物系统的活力，可能有利于女性的健康长寿（Snowdon et al.，1989）。但也有研究表明，35 岁之后仍然生育会对老年健康产生不良影响（Alonzo，2002；Albrektsen et al.，2004），被调查者自报的生理受限的程度会加剧（Mirowsky，2002）。此外，子女数量和生育年龄可能会通过社会支持的途径影响女性的晚年健康（Smith et al.，2002），比如通过子女是否与父母同住、子女与父母的居住距离、子女给父母的代际支持等因素施加影响。

关于中国的生育行为与健康的研究较少。刘晶（2004）使用 2000 年中国高龄老人健康调查（Chinese Longitudinal Healthy Longevity Survey，CLHLS）数据进行研究后发现，存活儿子数量和存活女儿数量与高龄老人的健康自评在统计上不相关。Chen 和 Lei（2009）使用 2005 年中国高龄老人健康调查数据进行研究后发现生育子女数量与高龄老人健康不相关，但在父母老年时期存活的子女数量多对老人的健康状况有积极作用。耿德伟（2013）使用 1999 年城市居民家庭生活调查数据，发现子女数量越多的父母（61 岁及以上）其健康自评水平越低。关于生育年龄与中老年健康的关系，Zeng 和 Vaupel（2004）使用 1998 年和 2000 年中国高龄老人健康调查的数据，发现在 35 岁、40 岁后仍然生育的高龄老人的健康状况会好一些。虽然晚育与高龄老人的健康正相关，但是不能将对高龄老人的数据分析结果简单推广到中年与较年轻老人群体。

生育对健康的影响还表现出选择性，比如婚姻状态和生育状况的关联程度会影响老年人的健康和死亡率，而这些关联的强度和方向会随着时间的推移变化（Donkin et al.，2002）。比如生育和生育胎次会影响健康，同时健康也会影响生育，不健康的妇女会选择不生育或少生育子女（Kiernan，1988），女性在 40 岁之后仍然生育被认为是健康状况良好的标志。

综上所述，本章提出以下研究问题。

第一，生育子女数量是否与中老年期健康相关。是否生育子女数量越多，中老年期的健康状况越差。

第二，晚育是否对中老年期的健康不利。

第三，早育是否对中老年期的健康不利。早育与中老年期健康之间的关系，是否通过受教育程度和个人收入两个变量来发生作用。图 4 - 1 是受教育程度和个人收入作为中介变量影响两者关系的路径示意。

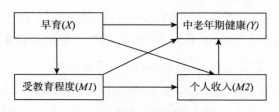

图 4 - 1　中介影响路径

二　变量设置与研究方法

（一）变量设置

本研究主要针对已经度过育龄期的 50 岁以上的中老年女性，删除逻辑关系不合理及存在异常值的数据，最终样本量为 6092。由于部分数据中因变量即抑郁程度变量缺失，在研究抑郁程度时样本量为 5398。

1. 因变量

对抑郁程度的处理与第三章处理情况相同，总分为 0 ~ 30 分，分值越大抑郁程度越高。

生活自理能力指标，通过吃饭、穿衣、室内活动、洗澡、上厕所、控制大小便 6 项活动能力指标来测量，为二分类变量。如果这六项活动均没有困难为"生活自理能力健康"，赋值为 0；一项或多项活动能力有困难视为"生活自理能力缺损"，赋值为 1。

对健康自评指标的处理与第三章处理情况相同，为二分类变量。健康自评"很好、好"的合并为良好，赋值为 0，"一般、不好、很不好"的合并为一般和差，赋值为 1。

2. 自变量

关于生育子女数量，在 CHARLS 调查问卷中子女的信息分散在家户登记表和家庭两个模块中。家户登记表涉及家户成员的子女的信息，而家庭模块涉及非家户子女的信息，包括被访对象死亡子女的情况。这两部分信息均包含亲生子女和收养子女的信息，本研究将两部分合并后，只保留亲生子女信息，得到被访对象的曾生子女数量。同时，根据女性的出生年月及其子女的出生年月，计算该女性生育每个子女时的年龄。被访对象的亲生子女数量，包括已经死亡的子女。关于多生育子女数量的定义，有研究认为是 4 个子女及以上（Grundy and Holt，2000；Grundy and Tomassini，2005；Spence，2008；Jasienska，2009）、5 个子女及以上（Grundy and Tomassini，2005；Spence，2008）和 6 个子女及以上（Kington et al.，1997；Sudha et al.，2006）。本部分数据中 80% 的女性处在 50～69 岁区间，平均生育 3.06 个子女。本章将生育子女数量处理成二分类变量，生育 1～3 个子女的赋值为 0，生育 4 个及以上子女的赋值为 1。

关于早育，很多研究把 20 岁、21 岁或者 22 岁之前生育定义为早育（Kington et al.，1997；Grundy and Holt，2000；Alonzo，2002；Mirowsky，2005；Sudha et al.，2006；Henretta，2007；Hank，2010）。本研究将早育的年龄定义为 21 岁，为二分类变量，21 岁及之后才开始生育的赋值为 0，21 岁之前生育的赋值为 1。

关于晚育，医学上把 35 岁及之后生育的产妇认定为高龄产妇 (Delbaere et al.，2007)。本研究把晚育定义为二分类变量，35 岁之前已经结束生育的赋值为 0，35 岁及之后仍然生育的赋值为 1。

3. 控制变量

在分析过程中，本研究控制了个人曾经的生活习惯、青少年期特征、与子女同住以及人口特征等变量。生活习惯包括是否曾经有吸烟、饮酒的习惯；青少年期特征包括 16 岁之前的居住地（0 = 农村，1 = 城镇）和 15 岁之前的健康状况（0 = 好，1 = 一般和差）；人口特征包括婚姻状态（无配偶、有配偶）、年龄组（50 ~ 59 岁、60 ~ 69 岁、70 ~ 79 岁、≥80 岁）、工作、户口（农村、城市）、地区（东部地区、中部地区、西部地区）。

4. 中介变量

中介变量包括受教育程度和个人收入。受教育程度在人的一生中相对稳定，个人收入不仅能够反映个人拥有社会资源的存量，还能较好地预测老年时期获取医疗资源的能力（韩广勤，2010）。受教育程度分为未受过教育、未读完小学但能够读写、私塾毕业、小学毕业、初中毕业、高中毕业、中专毕业、大专毕业、本科毕业、硕士毕业、博士毕业 11 个选项。为了便于中介检验分析，本研究把该变量作为连续变量处理。个人收入包括工资性收入、退休工资及其他各种政府补助金收入。

具体变量的定义和测量见表 4 - 1。

表 4 - 1 变量定义和描述性统计结果

单位：%

	变量定义和测量	平均值或百分比	标准差
健康结果			
生活自理能力	0 = 生活自理能力健康； 1 = 生活自理能力缺损	21.96	

续表

	变量定义和测量	平均值或百分比	标准差
健康自评	0 = 良好；1 = 一般和差	80.14	
抑郁程度	0 ~ 30	9.69	
自变量			
生育子女数量	1 ~ 12	3.06	1.56
生育子女数量类别	0 = 生育 1 ~ 3 个孩子；1 = 生育 4 个及以上	32.47	
生育第一个子女时年龄	15 ~ 49 岁 *	24.39	4.24
生育最后一个子女时年龄	16 ~ 49 岁 *	30.56	5.37
早育	0 = 21 岁及以后生育第一个孩子；1 = 21 岁之前生育第一个孩子	16.30	
晚育	0 = 35 岁之前结束生育；1 = 35 岁及之后仍有生育	21.27	
控制变量			
生活习惯			
吸烟	0 = 否；1 = 是	9.29	
饮酒	0 = 否；1 = 是	8.30	0.28
青少年期特征			
15 岁之前健康状况	0 = 良好；1 = 一般和差	25.92	
16 岁之前居住地	0 = 农村；1 = 城镇	10.37	
与子女同住	0 = 否；1 = 是	51.38	
人口特征			
工作	0 = 其他；1 = 从事农业体力劳动	48.19	
户口	0 = 农村；1 = 城市	20.93	
婚姻状态	0 = 无配偶；1 = 有配偶	80.35	
年龄	50 ~ 100 岁	61.98	8.505
年龄组	0 = 50 ~ 59 岁		
	1 = 60 ~ 69 岁	33.67	
	2 = 70 ~ 79 岁	14.74	

	变量定义和测量	平均值或百分比	标准差
	3 = 80 岁及以上	4.49	
地区	0 = 东部地区		
	1 = 中部地区	33.08	
	2 = 西部地区	33.21	
中介变量			
受教育程度	1 ~ 10	2.53	1.86
个人收入（ln + 1）	0 ~ 12.28	2.88	4.10

注：* 育龄妇女是指 15 ~ 49 周岁的女性，50 岁之后就基本结束育龄期，在处理数据时，删除了部分异常值。

（二）研究方法

本章除了使用 Logistic 回归和 OLS 回归方法之外，还使用了 Bootstrap 中介效应分析方法。下面主要介绍中介效应分析方法。

中介效应分析过程中，中介变量是该分析方法的关键变量。中介变量是联系自变量和因变量的纽带，如果自变量 X 通过某一变量 M 对因变量 Y 产生作用，那么就认为 M 在 X 和 Y 之间起中介作用或者说 M 为 X 和 Y 的中介变量。例如，"父亲的社会经济地位（X）"通过影响"儿子的受教育程度（M）"，进而影响"儿子的社会经济地位（Y）"，那么"儿子的受教育程度"就是中介变量。在这个过程中，中介变量是整个因果过程中的重要一环。中介效应分析的前提是变量之间存在明确的理论上或事实上的因果关系（Baron and Kenny，1986；MacKinnon et al.，2002），否则结果很难解释。中介效应影响途径模型见图 4 - 2。

传统的中介效应检验，是借鉴 Baron 和 Kenny（1986）提出的因果回归检验的方法，包括以下几个步骤：第一步，自变量与因变量进行回归，见模型（1），回归系数 c 必须显著，中介效应的前提条

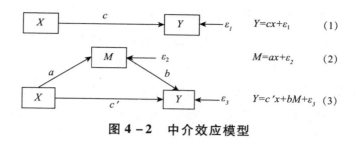

图 4-2 中介效应模型

件是主效应的存在；第二步，自变量对中介变量回归，见模型（2），回归系数 a 显著，也就是自变量对中介变量的影响显著；第三步，自变量与中介变量同时对因变量进行回归，见模型（3），中介变量回归系数 b 显著，同时自变量回归系数 c' 不显著，这种情况称为完全中介效应（complete mediation），或者 c' 显著但是相对于模型（1）中的 c 显著减少，这种情况称为部分中介效应（partial mediation）。同时满足上述三个条件则认为存在中介效应。但因果步骤法只是一个概念化的模型，没有直接检验中介效应（Preacher and Hayes，2004）。而且，学者们质疑该检验方法中中介效应的存在前提是主效应显著这一条件，因为可能存在两个并列的中介路径，他们的中介效应大小相近，但对因变量的影响方向相反，导致两者的效应抵消，主效应并没有被观察到（Preacher and Hayes，2004；Zhao et al.，2010；陈瑞、郑毓煌、刘文静，2013）。

另外一种应用广泛的检验方法是系数乘积检验法。系数乘积检验法不依据 c 是否显著作为中介效应检验的直接条件，而是通过直接检验 ab 是否显著来判断是否存在中介效应。常用的方法是 Sobel 检验法和 Bootstrap 法。Sobel 检验法要求中介效应 ab 样本为正态分布且必须为大样本，但实际上往往不能满足这样的假定，检验结果不稳定（Von and Hagtvet，2011；Cheong，2011），而且在检验多个中介变量的模型中，Sobel 检验法计算公式复杂，不方便操作（Macho and Ledermann，2011）。

Bootstrap 法克服了前面两种方法的缺陷，适用于中小样本，对中介效应的抽样分布不加以限制，除了简单的中介模型检验，还可以实现对各种复杂中介效应模型的检验，比如多个中介效应模型、多步中介效应模型以及带调节效应的中介效应模型检验。Mackinnon等（2004）用模拟研究进行了比较，发现 Bootstrap 法优于 Sobel 检验法，其中偏差校正的百分位 Bootstrap 法提供了最准确的置信区间估计。

偏差校正的百分位 Bootstrap 法，是在原来样本容量的基础上，进行有放回的随机重复抽样，共获得 n 个样本，根据 n 个样本计算中介效应的估计值。重复以上的步骤若干次比如 1000 次，得到 1000个中介效应的估计值作为中介效应的点估计值，并将这 1000 个中介效应的估计值从小到大排序，获得中介效应估计值序列 C。用序列 C的第 2.5 百分位数（LLCI）和第 97.5 的百分位数（ULCI）作为置信区间的下限和上限，从而构建 95% 的中介效应置信区间。如果置信区间不包括 0，说明有中介效应存在；如果置信区间包括 0，说明中介效应不存在（Preacher and Hayes，2004；Fritz and MacKinnon，2007；方杰、张敏强、邱皓政，2012）。

三　描述性统计结果

（一）抑郁程度

对生育行为与抑郁程度关系的研究中，保留 5398 位 50 岁及以上中老年女性的信息。其平均抑郁程度为 9.69，生育 4 个及以上子女的女性所占比例为 31.66%，21 岁之前生育的比例为 16.23%，35岁及之后仍然有生育行为的所占比例为 20.21%。

表 4-2 是生育子女数量、早育、晚育与抑郁程度之间的单因素分析结果。中老年女性的抑郁程度均值在生育子女数量、早育和晚育各组之间存在一定的差异。生育 4 个及以上子女的女性平均抑郁程度为 10.71，比生育 1~3 个子女的女性平均抑郁程度（9.21）要

高；21 岁之前生育第一个孩子的女性平均抑郁程度为 10.78，高于 21 岁及之后生育第一个孩子的女性平均抑郁程度；35 岁及之后仍有生育行为的女性平均抑郁程度比 35 岁之前结束生育的女性平均抑郁程度高。

表 4 - 2　生育子女数量、早育、晚育与抑郁程度之间的单因素分析结果

	平均抑郁程度	P 值
（1）生育子女数量		
1 ~ 3 个	9.21（3689）	0.0000
4 个及以上	10.71（1709）	
（2）早育		
21 岁及之后生育第一个孩子	9.47（4522）	0.0000
21 岁之前生育第一个孩子	10.78（876）	
（3）晚育		
35 岁之前结束生育	9.44（4307）	0.0000
35 岁及之后仍有生育行为	10.68（1092）	

注：括号内为频数。

（二）生活自理能力

表 4 - 1 提供了生活自理能力数据。6092 位 50 岁及以上的中老年女性平均生育 3.06 个子女，平均初育年龄为 24.39 岁，平均终育年龄为 30.56 岁。21.96% 的女性存在生活自理能力缺损的现象；生育 4 个及以上孩子的女性占 32.47%；21 岁之前生育第一个孩子的女性占 16.30%，35 岁及之后仍有生育行为的女性占 21.27%。

在进行回归之前，本研究建立了生活自理能力与生育子女数量、早育和晚育之间关系的列联表（见表 4 - 3）。生育 4 个及以上孩子的女性发生生活自理能力缺损的比例是 30.49%，而生育 1 ~ 3 个孩子的女性发生生活自理能力缺损的比例为 17.87%；21 岁之前生育第一个孩子的女性发生生活自理能力缺损的比例为 28.10%，而 21

岁及之后生育第一个孩子的女性发生生活自理能力缺损的比例为
20.77%；35 岁及之后仍有生育行为的女性发生生活自理能力缺损的
比例为 31.33%，而 35 岁之前就结束生育的女性发生生活自理能力
缺损的比例为 19.43%。生育 4 个及以上子女、早育和晚育的女性发
生生活自理能力缺损的比例更高。

表 4 - 3　生育子女数量、早育、晚育与生活自理能力关系

单位：%

	生活自理能力			χ^2
	健康	缺损	N	
（1）生育子女数量				
1~3 个	82.13	17.87	4114	124.11 ***
4 个及以上	69.51	30.49	1978	
（2）早育				
21 岁及之后生育第一个孩子	79.23	20.77	5099	26.04 ***
21 岁之前生育第一个孩子	71.90	28.10	993	
（3）晚育				
35 岁及之后仍有生育行为	68.67	31.33	1296	84.22 ***
35 岁之前结束生育	80.57	19.43	4796	

注：$^+ p < 0.1$，$^* p < 0.05$，$^{**} p < 0.01$，$^{***} p < 0.001$。

（三）健康自评

表 4 - 1 显示，在 6092 位 50 岁及以上的中老年女性中，健康自
评为一般和差的所占比例在 80% 以上。表 4 - 4 是健康自评与生育子
女数量、早育和晚育之间关系的列联表。生育 4 个及以上孩子的女
性健康自评为一般和差的比例是 83.47%，而生育 1~3 个孩子的女
性健康自评为一般和差的比例为 78.54%；21 岁之前生育第一个孩
子的女性健康自评为一般和差的比例为 82.78%，而 21 岁及之后生
育第一个孩子的女性的这一比例为 79.62%；35 岁及之后仍有生育

行为的女性的健康自评为一般和差的比例为 82.33%，而 35 岁之前就结束生育的女性的这一比例为 79.55%。生育 4 个及以上子女、早育和晚育的女性健康自评为一般和差的所占比例更高。

表 4 - 4　生育子女数量、早育、晚育与健康自评关系

单位：%

	健康自评			χ^2
	良好	一般和差	N	
（1）生育子女数量				
1～3 个	21.46	78.54	4114	20.41***
4 个及以上	16.53	83.47	1978	
（2）早育				
21 岁及之后生育第一个孩子	20.38	79.62	5099	5.20*
21 岁之前生育第一个孩子	17.22	82.78	993	
（3）晚育				
35 岁及之后仍有生育行为	17.67	82.33	1296	4.97*
35 岁之前结束生育	20.45	79.55	4796	

注：+p < 0.1，*p < 0.05，**p < 0.01，***p < 0.001。

四　生育行为与中老年女性抑郁程度

（一）回归统计结果

表 4 - 5 是生育行为与中老年女性抑郁程度之间关系的回归结果。模型 1 加入了生活习惯、青少年期特征、是否与子女同住以及人口特征等控制变量，生育子女数量与中老年女性的抑郁程度之间的关系不显著。21 岁之前生育第一个孩子的女性抑郁程度比 21 岁及之后生育子女的女性抑郁程度高 0.61；35 岁及之后仍然有生育行为的女性与 35 岁之前结束生育的女性相比，中老年期的抑郁程度高 0.48。

模型 2 加入中老年女性的受教育程度和个人收入变量，生育子女数量与中老年女性抑郁程度之间的关系仍不显著。早育、晚育与中老年女性抑郁程度之间的相关关系在统计上不再显著。就晚育来说，加入受教育程度和个人收入变量之后，晚育与抑郁程度之间的关系消失。实际上，35 岁之后个人的受教育程度已经基本确定，晚育基本不会影响到个人教育资源的获得。因此，晚育通过影响受教育程度进而影响个人收入，最终影响个人抑郁程度这样一条链式的中介路径在现实中是不存在的。就早育来说，早育有可能影响女性的受教育程度，进而影响到女性的个人收入。因此，受教育程度、个人收入可能中介了早育与抑郁程度之间的关系，后面将检验这种中介关系的存在。

表 4 – 5 抑郁程度的 OLS 回归模型

	抑郁程度			
	模型 1		模型 2	
	系数	标准误	系数	标准误
生育子女数量	0.35	0.22	0.19	0.22
早育	0.61*	0.25	0.40	0.25
晚育	0.48+	0.25	0.39	0.25
生活习惯				
吸烟	0.64*	0.31	0.53+	0.31
饮酒	0.36	0.25	0.48+	0.25
青少年期特征				
15 岁之前健康状况	1.44***	0.20	1.40***	0.20
16 岁之前居住地	-0.95**	0.35	-0.24	0.35
与子女同住	-0.56**	0.19	-0.54**	0.18
人口特征				
婚姻状态	-1.26***	0.25	-1.22***	0.25
年龄组				

续表

	抑郁程度			
	模型 1		模型 2	
	系数	标准误	系数	标准误
60 ~ 69 岁	0.39 +	0.21	0.45 *	0.21
70 ~ 79 岁	− 0.09	0.33	− 0.18	0.33
80 岁及以上	0.90	0.56	0.65	0.56
工作	0.05	0.21	− 0.19	0.21
户口	− 2.07 ***	0.29	− 1.09 ***	0.30
地区				
中部地区	1.47 ***	0.22	1.34 ***	0.22
西部地区	1.92 ***	0.22	1.73 ***	0.22
受教育程度			− 0.36 ***	0.06
个人收入			− 0.15 ***	0.02
_ cons	9.48 ***	0.36	10.85 ***	0.38
N	5398		5398	
R^2	0.07		0.09	

注: + p < 0.1, * p < 0.05, ** p < 0.01, *** p < 0.001。

(二) 多步中介效应检验

本部分使用多步中介效应（Multiple-step Multiple Mediator Model）的检验模型来检验是否存在以下路径的中介效应，即早育可能会首先影响受教育程度，受教育程度再影响个人的收入水平，从而可能影响中老年期的抑郁程度。Hayes 等人（2011）认为 Bootstrap 方法是最适合评价间接效应的方法，这种方法对中介效应的抽样分布不进行限制，如果中介效应在 95% 的置信区间估计中不包括 0，则表明中介效应显著。本研究使用 Bootstrap 方法检验获得偏差矫正的 95% 置信区间的总的间接效应即总的中介效应，以及每条路径的间接效应，模型中介路径的结果见图 4 - 3，检验结果见表 4 - 6。

在没有放入中介变量时，总效应模型是显著的（$\beta = 0.61$，P = 0.014）。在加入中介变量之后，总效应不再显著（$\beta = 0.40$，P = 0.232），总的间接效应大小是 0.2124，95% 的置信区间是（0.1452，0.2818）。"早育→受教育程度→个人收入→抑郁程度"的中介路径显著（0.0115，0.0279），间接效应为 0.0186；"早育→受教育程度→抑郁程度"的中介路径也显著（0.1010，0.2229），间接效应为 0.1589；而"早育→个人收入→抑郁程度"的中介路径不显著（-0.0040，0.0211）。"早育→受教育程度→个人收入→抑郁程度"和"早育→受教育程度→抑郁程度"这两条路径的置信区间都不包括 0，说明这两步的中介效应是存在的。受教育程度是影响早育和抑郁程度关系的一个非常重要的中介变量，间接效应为 0.1589。

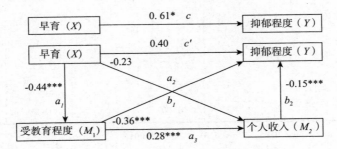

图 4 - 3 早育与抑郁程度关系中介效应路径

注：$^+ p < 0.1$，$^* p < 0.05$，$^{**} p < 0.01$，$^{***} p < 0.001$。

表 4 - 6 使用偏差矫正的非参数百分位 Bootstrap 检验多步中介效应

	间接效应	标准误	置信区间上限	置信区间下限
总间接效应	0.2124	0.0368	0.1452	0.2818
早育→受教育程度→抑郁程度	0.1589	0.0306	0.1010	0.2229
早育→受教育程度→个人收入→抑郁程度	0.0186	0.0042	0.0115	0.0279
早育→个人收入→抑郁程度	0.0349	0.0203	- 0.0040	0.0211

注：其中控制了生育年份、青少年期特征、生活习惯和其他人口学特征。

（三）分城乡和分年龄组样本分析

表4-7提供了分城乡和分年龄组的女性生育行为与中老年期抑郁程度之间的回归结果。

模型1是农村女性生育行为与抑郁程度之间的回归结果，早育的女性比没有早育的女性抑郁程度高0.46，晚育的女性比没有晚育的女性抑郁程度高0.65。模型2在模型1的基础上加入了受教育程度和个人收入这两个中介变量，结果生育子女数量与抑郁程度之间的关系在统计上不相关，早育与抑郁程度之间的关系在统计上也不再显著。初步判断在农村样本中，女性的生育行为与中老年期抑郁程度之间的关系存在中介效应，后面将进一步检验。35岁及之后仍然有生育行为的女性，与35岁之前结束生育的女性比较，抑郁程度高0.59。

模型3是城市女性生育行为与心理健康之间的回归结果，早育的女性比没有早育的女性的抑郁程度高1.44，模型4在模型3的基础上加入了中介变量受教育程度和个人收入。早育的女性比没有早育的女性的抑郁程度高1.00。初步判断在城市样本中，女性的生育行为与中老年期抑郁程度之间的关系存在中介效应，后面将进一步检验。生育子女数量与抑郁程度的关系在统计上不显著，晚育与抑郁程度之间的关系在统计上也不显著。

模型5和模型6是50~59岁中年女性生育行为与抑郁程度之间的回归结果。模型5中没有加入中介变量，模型6中加入了受教育程度和个人收入这两个中介变量。在50~59岁的中年女性中，生育子女数量与抑郁程度之间的关系在统计上不相关。在加入中介变量之前，早育的女性比没有早育的女性的抑郁程度高1.02。加入中介变量之后，早育的女性比没有早育的女性的抑郁程度高0.74。初步判断存在中介效应，后面将进一步检验。早育会加剧50~59岁中年女性的抑郁程度。晚育与抑郁程度之间的关系在统计上并不相关。

表 4 - 7　分城乡、分年龄组的生育行为与中老年抑郁程度回归结果

	农村		城市		50 ~ 59 岁		60 岁及以上	
	模型 1	模型 2	模型 3	模型 4	模型 5	模型 6	模型 7	模型 8
生育子女数量	0.37 (0.25)	0.30 (0.25)	-0.16 (0.53)	-0.83 (0.53)	0.62 (0.39)	0.41 (0.39)	0.16 (0.27)	-0.01 (0.27)
早育	0.46* (0.28)	0.30 (0.28)	1.44* (0.61)	1.00+ (0.60)	1.02* (0.40)	0.74+ (0.40)	0.36 (0.32)	0.20 (0.32)
晚育	0.65* (0.29)	0.59* (0.29)	-0.26 (0.55)	-0.52 (0.54)	-0.41 (0.46)	-0.41 (0.46)	0.80** (0.29)	0.61* (0.29)
生活习惯								
吸烟	1.07** (0.35)	0.96** (0.35)	-1.27* (0.65)	-1.37* (0.64)	0.50 (0.50)	0.36 (0.50)	0.66+ (0.39)	0.58 (0.39)
饮酒	0.42 (0.28)	0.53+ (0.28)	0.09 (0.55)	0.25 (0.53)	0.40 (0.37)	0.48 (0.37)	0.34 (0.34)	0.50 (0.34)
青少年期特征								
15 岁之前健康状况	1.53*** (0.23)	1.48*** (0.23)	0.97* (0.41)	1.00* (0.40)	1.50*** (0.29)	1.45*** (0.29)	1.33*** (0.28)	1.32*** (0.28)
16 岁之前居住地	-1.47 (0.90)	-1.06 (0.90)	-0.93** (0.36)	-0.17 (0.36)	-1.30* (0.51)	-0.68 (0.52)	-0.70 (0.48)	0.06 (0.49)
与子女同住	-0.60** (0.22)	-0.59** (0.21)	-0.33 (0.37)	-0.29 (0.36)	-0.61* (0.26)	-0.55* (0.26)	-0.53* (0.26)	-0.54* (0.26)
人口特征								
婚姻状态	-1.27*** (0.29)	-1.28*** (0.29)	-1.16* (0.46)	-0.96* (0.45)	-2.52*** (0.48)	-2.39*** (0.48)	-0.79** (0.28)	-0.74** (0.28)
年龄组								
60 ~ 69 岁	0.37 (0.24)	0.49* (0.25)	0.48 (0.41)	0.40 (0.41)				
70 ~ 79 岁	-0.09 (0.39)	-0.15 (0.39)	0.15 (0.58)	0.10 (0.58)				
80 岁及以上	0.37 (0.65)	0.24 (0.65)	2.81** (1.08)	2.34* (1.06)				
工作	-0.05 (0.22)	-0.23 (0.22)	1.27 (0.78)	0.22 (0.77)	0.16 (0.30)	-0.13 (0.30)	-0.07 (0.29)	-0.20 (0.29)
户口					-1.68*** (0.44)	-0.62 (0.46)	-2.39*** (0.38)	-1.49*** (0.40)

续表

	农村		城市		50～59 岁		60 岁及以上	
	模型 1	模型 2	模型 3	模型 4	模型 5	模型 6	模型 7	模型 8
地区								
中部地区	1.52*** (0.25)	1.37*** (0.25)	1.40*** (0.41)	1.32** (0.40)	1.15*** (0.31)	0.98** (0.31)	1.77*** (0.31)	1.69*** (0.31)
西部地区	2.12*** (0.25)	1.91*** (0.25)	1.21** (0.44)	1.12* (0.44)	1.55*** (0.31)	1.36*** (0.32)	2.19*** (0.31)	2.03*** (0.31)
个人收入		-0.16*** (0.03)		-0.14*** (0.04)		-0.16*** (0.04)		-0.15*** (0.03)
受教育程度		-0.30*** (0.07)		-0.49*** (0.09)		-0.33*** (0.08)		-0.37*** (0.08)
_cons	9.43*** (0.41)	10.64*** (0.45)	7.63*** (0.66)	10.46*** (0.75)	10.77*** (0.58)	12.02*** (0.61)	9.41*** (0.40)	10.75*** (0.44)
N	4226	4226	1172	1172	2590	2590	2808	2808
R^2	0.05	0.06	0.05	0.10	0.07	0.09	0.07	0.09

注：括号内是标准误，$^+p < 0.1$，$^*p < 0.05$，$^{**}p < 0.01$，$^{***}p < 0.001$。

模型 7 和模型 8 是 60 岁及以上老年女性的生育行为与心理健康之间的回归结果。模型 7 中没有加入中介变量，模型 8 中加入了受教育程度和个人收入这两个中介变量。在 60 岁及以上的老年女性中，生育子女数量与抑郁程度之间的关系在统计上不相关；早育与抑郁程度之间的关系在统计上不相关；35 岁及之后仍然有生育行为的女性，与 35 岁之前生育的女性比较，抑郁程度高 0.61，晚育会增加 60 岁及以上老年女性的抑郁程度。

从以上结果来看，分城乡样本和分年龄组样本中，生育子女数量与女性的抑郁程度不相关。在城市，早育女性的抑郁程度高，但在农村这种关系不显著。在 50～59 岁的中年女性样本中，早育的女性抑郁程度高，而在 60 岁及以上老年组样本中，早育与抑郁程度不相关。

图 4-4 至图 4-7 是分城乡和分年龄组的早育与抑郁程度之间的中介效应路径图。四幅图显示，"早育→受教育程度→个人收入→

抑郁程度"的中介路径和"早育→受教育程度→抑郁程度"的中介路径均显著。受教育程度和个人收入水平中介了早育与抑郁程度的关系。

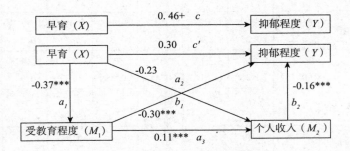

图 4 - 4　农村女性早育与抑郁程度中介效应路径

注:$^+p < 0.1$, $^*p < 0.05$, $^{**}p < 0.01$, $^{***}p < 0.001$。

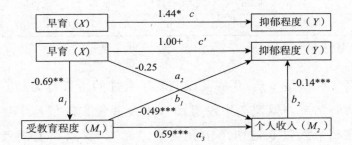

图 4 - 5　城市女性早育与抑郁程度中介效应路径

注:$^+p < 0.1$, $^*p < 0.05$, $^{**}p < 0.01$, $^{***}p < 0.001$。

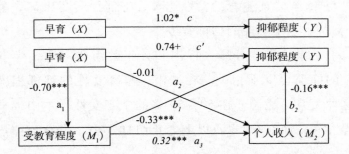

图 4 - 6　50 ~ 59 岁年龄组早育与抑郁程度中介效应路径

注:$^+p < 0.1$, $^*p < 0.05$, $^{**}p < 0.01$, $^{***}p < 0.001$。

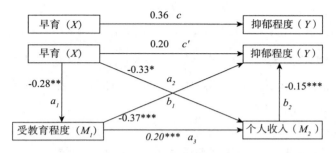

图 4 - 7　60 岁及以上年龄组早育与抑郁程度中介效应路径

注：$^+p < 0.1$，$^*p < 0.05$，$^{**}p < 0.01$，$^{***}p < 0.001$。

五　生育行为与中老年女性生活自理能力

（一）回归统计结果

表 4 - 8 是生活自理能力缺损的 Logistic 回归结果。在模型 1 中加入生活习惯、青少年期特征、是否与子女同住以及人口特征等控制变量，生育子女数量、早育与生活自理能力缺损的关系显著，生育 4 个及以上孩子的女性比生育 1～3 个孩子的女性发生生活自理能力缺损的可能性更大。早育的女性比没有早育的女性发生生活自理能力缺损的可能性更大。晚育与生活自理能力缺损之间的关系在统计上不显著。

在模型 2 中加入了中老年女性的受教育程度，模型 3 在模型 2 的基础上加入了个人收入变量，生育子女数量与生活自理能力缺损的关系显著，早育与生活自理能力缺损之间的关系变得不显著。根据中介效应的检验程序，可能受教育程度和个人收入是影响早育与生活自理能力之间关系的中介变量。早育可能会首先影响受教育程度，受教育程度再影响个人收入水平，从而可能影响中老年健康。后面会对这种多步中介效应进行检验。

模型 3 的回归结果还显示，过去一年中从事农业劳动的中老年

女性比从事非农业劳动的中老年女性发生生活自理能力缺损的可能
性小；有饮酒历史的中老年女性发生生活自理能力缺损的可能性大；
15 岁之前健康状况差的中老年女性发生生活自理能力缺损的可能性
大；与东部地区的女性相比，中部和西部地区的女性发生生活自理
能力缺损的可能性大。

表 4 - 8　生活自理能力 Logistic 回归结果

	生活自理能力					
	模型 1		模型 2		模型 3	
	系数	标准误	系数	标准误	系数	标准误
生育子女数量	0.16*	0.08	0.14+	0.08	0.12+	0.08
早育	0.15+	0.09	0.11	0.09	0.10	0.09
晚育	0.05	0.09	0.03	0.09	0.02	0.09
生活习惯						
吸烟	0.20+	(0.10	0.20+	0.10	0.17+	0.10
饮酒	0.25**	0.09	0.26**	0.09	0.28**	0.09
青少年期特征						
15 岁之前健康状况	0.29***	0.07	0.29***	0.07	0.28***	0.07
16 岁之前居住地	-0.07	0.15	0.07	0.15	0.14	0.15
与子女同住	-0.09	0.07	-0.09	0.07	-0.09	0.07
人口特征						
婚姻状态	-0.01	0.09	0.01	0.09	-0.00	0.09
年龄组						
60～69 岁	0.49***	0.08	0.47***	0.08	0.52***	0.08
70-79 岁	0.81***	0.11	0.73***	0.11	0.79***	0.11
80 岁及以上	1.51***	0.16	1.38***	0.16	1.45***	0.16
工作	-0.39***	0.07	-0.42***	0.07	-0.44***	0.07
户口	-0.80***	0.11	-0.64***	0.12	-0.53***	0.12

续表

	生活自理能力					
	模型 1		模型 2		模型 3	
	系数	标准误	系数	标准误	系数	标准误
地区						
中部地区	0.42 ***	0.08	0.43 ***	0.08	0.40 ***	0.08
西部地区	0.52 ***	0.08	0.52 ***	0.08	0.48 ***	0.08
受教育程度			− 0.12 ***	0.02	− 0.11 ***	0.02
个人收入（ln + 1）					− 0.04 ***	0.01
_cons	− 1.85 ***	0.13	− 1.56 ***	0.14	− 1.47 ***	0.14
N	6092		6092		6092	
BIC	6108.12		6098.12		6073.81	

注：$^+ p < 0.1$，$^* p < 0.05$，$^{**} p < 0.01$，$^{***} p < 0.001$。

（二）多步中介路径检验

本部分仍然使用 Bootstrap 方法检验获得偏差矫正的 95% 置信区间的总的中介效应以及每条路径的间接效应，中介路径的结果见图 4 − 8，检验结果见表 4 − 9。

图 4 − 8 显示，在没有把中介变量放入模型中时，早育与生活自理能力缺损的直接效应在 $p < 0.1$ 的水平上显著（$\beta = 0.15$，$P = 0.074$）。在控制其他变量的情况下，对早育与受教育程度的关系、早育与个人收入的关系的回归中，早育对受教育程度的直接效应显著（$\beta = -0.42$，$P = 0.000$），对个人收入的直接效应不显著（$\beta = -0.29$，$P = 0.221$）。当把受教育程度和个人收入同时放入多步中介路径模型中时，该路径即早育→受教育程度（$\beta = -0.42$，$P = 0.000$），受教育程度→个人收入（$\beta = 0.29$，$P = 0.000$），个人收入→生活自理能力缺损（$\beta = -0.05$，$P = 0.000$）仍然显著。也就是说，早育的女性受教育程度低，受教育程度低使得个人收入水平低，收入水平低的女性在老年时期发生生活自理能力缺损的可能性大。

在表 4 − 9 中，总间接效应值为 0.0609，在 95% 的置信区间上

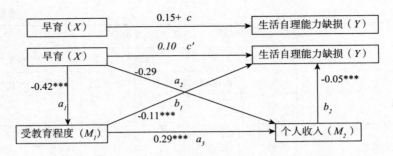

图 4 – 8 早育与生活自理能力缺损关系中介效应路径

注：+ p < 0.1，* p < 0.05，** p < 0.01，*** p < 0.001。

显著（0.0376，0.0893）。"早育→受教育程度→个人收入→生活自理能力"的中介路径显著（0.0031，0.0087），间接效应为0.0055，"早育→受教育程度→生活自理能力"的中介路径也显著（0.0278，0.0733），间接效应为0.0474。这两条路径的置信区间不包括0，说明两步的中介效应是存在的。同时发现，受教育程度是影响早育和生活自理能力缺损关系的一个非常重要的中介变量，间接效应为0.0474。

表 4 – 9 使用偏差矫正的非参数百分位 Bootstrap 检验多步中介效应

	间接效应	标准误	置信区间下限	置信区间上限
总间接效应	0.0609	0.011	0.0376	0.0893
早育→受教育程度→生活自理能力	0.0474	0.0113	0.0278	0.0733
早育→受教育程度→个人收入→生活自理能力	0.0055	0.0015	0.0031	0.0087
早育→个人收入→生活自理能力	0.0080	0.0059	- 0.002	0.0211

（三）分城乡和分年龄组样本分析

在生育行为与生活自理能力缺损分城乡样本的回归模型中，无论城乡，生育子女数量、早育、晚育与生活自理能力缺损之间的关系均不显著，在此不再汇报回归结果。

表 4 – 10 是分年龄组样本的女性生育行为与生活自理能力之间

表 4 - 10　生育行为与生活自理能力分年龄组 Logistic 回归

| | 50～59 岁 | | | | 60 岁及以上 | | | |
| | 模型 1 | | 模型 2 | | 模型 3 | | 模型 4 | |
	系数	标准误	系数	标准误	系数	标准误	系数	标准误
生育子女数量	0.08	0.15	-0.00	0.16	0.23***	0.09	0.19**	0.09
早育	0.35**	0.15	0.25	0.16	0.06	0.10	0.03	0.10
晚育	-0.00	0.20	-0.00	0.20	0.24***	0.09	0.19**	0.09
生活习惯								
吸烟	0.31	0.20	0.28	0.20	0.17	0.12	0.15	0.12
饮酒	0.23	0.15	0.24	0.15	0.26**	0.11	0.29***	0.11
青少年期特征								
15 岁之前健康状况	0.47***	0.12	0.44***	0.12	0.17*	0.09	0.17*	0.09
16 岁之前居住地	0.06	0.26	0.32	0.26	-0.15	0.18	0.04	0.19
与子女同住	-0.09	0.11	-0.08	0.11	-0.13	0.09	-0.13	0.09
人口特征								
婚姻状态	0.12	0.21	0.18		-0.21**	0.09	-0.20**	0.09
工作	-0.40***	0.12	-0.48***	0.12	-0.51***	0.09	-0.54***	0.09

续表

| | 50~59 岁 | | | | 60 岁及以上 | | | |
| | 模型 1 | | 模型 2 | | 模型 3 | | 模型 4 | |
	系数	标准误	系数	标准误	系数	标准误	系数	标准误
户口	-0.90***	0.22	-0.55**	0.22	-0.75***	0.13	-0.51***	0.14
地区								
中部地区	0.53***	0.13	0.50***	0.14	0.31**	0.10	0.30***	0.10
西部地区	0.41**	0.14	0.37***	0.14	0.52***	0.10	0.48***	0.10
受教育程度			-0.16***	0.04			-0.11***	0.03
个人收入			-0.04**	0.02			-0.04***	0.01
_cons	-2.04***	0.26	-1.59***	0.27	-0.98***	0.13	-0.63***	0.14
N	2869		2869		3223		3223	
BIC	2400.632	2386.791	3811.891	3799.89				

注:$^+ p < 0.1$,$^* p < 0.05$,$^{**} p < 0.01$,$^{***} p < 0.001$。

的回归结果。模型 1 和模型 2 是对 50～59 岁的中年女性样本进行的回归，模型 1 中早育与生活自理能力缺损之间的关系显著，模型 2 在模型 1 的基础上加入了受教育程度和个人收入水平，早育与生活自理能力缺损之间的关系不显著，可以初步判断存在中介效应。模型 3 和模型 4 是针对 60 岁及以上的老年女性样本进行的回归分析。结果表明，生育 4 个及以上孩子的女性比生育 3 个以下孩子的女性发生生活自理能力缺损的可能性更大，35 岁及之后仍然有生育行为的 60 岁及以上的老年女性发生生活自理能力缺损的可能性更大。早育与生活自理能力缺损之间的关系在统计上不显著。

本部分的 50～59 岁年龄段的女性出生于 1952～1961 年，在她们步入生育年龄时，中国正处于严格实施计划生育政策时期，女性受生育政策影响比较大，生育子女数量减少，仅有 13.56%（389/2869）的女性生育 4 个及以上子女。而 60 岁及以上的女性相对受生育政策影响小，生育 4 个及以上的女性所占比例为 49.30%（1589/3223）。这可能是中年女性和老年女性在生育子女数量与生活自理能力之间关系方面存在不同的主要原因。60 岁及以上的女性的晚育与生活自理能力缺损有关，这可能是因为生育子女数量越多，35 岁之后仍然有生育行为的可能性也就会越大。

图 4－9 和图 4－10 是分年龄组的早育与生活自理能力缺损之间的中介效应路径图。早育与生活自理能力缺损之间的两条中介路径

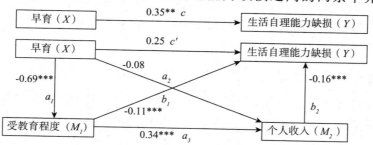

图 4－9　50～59 岁年龄组早育与生活自理能力缺损关系中介效应路径

注：$^+p < 0.1$，$^*p < 0.05$，$^{**}p < 0.01$，$^{***}p < 0.001$。

依然存在，受教育程度和个人收入水平中介了早育与生活自理能力缺损之间的关系。

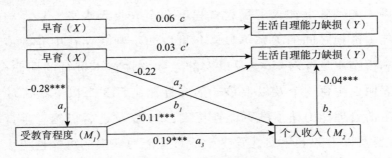

图 4 - 10　60 岁及以上年龄组早育与生活自理能力缺损关系中介效应路径

注：$^+ p < 0.1$，$^* p < 0.05$，$^{**} p < 0.01$，$^{***} p < 0.001$。

六　生育行为与中老年女性健康自评

（一）回归统计结果

表 4 - 11 是健康自评的回归结果。模型 1 中加入了生活习惯、青少年期特征、是否与子女同住以及人口特征等控制变量，生育子女数量与健康自评的关系显著，生育 4 个及以上孩子的女性比生育 1~3 个孩子的女性的健康自评结果更差。模型 2 在模型 1 的基础上加入中老年女性的受教育程度和个人收入变量，生育子女数量与健康自评的关系依然显著，但是早育与健康自评之间的关系并不显著。

模型 2 的结果显示，女性在 15 岁之前的健康状况越差，中老年时期的健康自评结果越差；城市女性比农村女性的健康自评结果好，从事农业体力劳动的女性比没有从事农业体力劳动的女性的健康自评结果好；与子女同住的女性的健康自评结果更好；中部和西部的女性比东部的女性的健康自评结果更差。

表 4 – 11　健康自评的 Logistic 回归模型

	健康自评			
	模型 1		模型 2	
	系数	标准误	系数	标准误
生育子女数量	0. 19 *	0. 09	0. 16 +	0. 09
早育	0. 09	0. 10	0. 06	0. 10
晚育	0. 04	0. 10	0. 02	0. 10
生活习惯				
吸烟	– 0. 02	0. 11	– 0. 04	0. 11
饮酒	– 0. 38 ***	0. 09	– 0. 36 ***	0. 09
青少年期特征				
15 岁之前健康状况	1. 02 ***	0. 09	1. 02 ***	0. 09
16 岁之前居住地	– 0. 18	0. 12	– 0. 08	0. 12
与子女同住	– 0. 06	0. 07	– 0. 06	0. 07
人口特征				
婚姻	0. 01	0. 09	0. 01	0. 10
年龄组				
60 ~ 69 岁	0. 14 +	0. 08	0. 16 *	0. 08
70 ~ 79 岁	– 0. 05	0. 12	– 0. 05	0. 12
80 岁及以上	0. 16	0. 20	0. 13	0. 20
工作	– 0. 17	0. 08	– 0. 22 **	0. 08
户口	– 0. 26 *	0. 11	– 0. 10	0. 11
地区				
中部地区	0. 38 ***	0. 08	0. 35 ***	0. 08
西部地区	0. 58 ***	0. 08	0. 54 ***	0. 08
受教育程度			– 0. 04 *	0. 02
个人收入（ln + 1）			– 0. 03 ***	0. 01
_ cons	1. 02 ***	0. 13	1. 23 ***	0. 14
N	6092		6092	
BIC	5956. 75		5956. 44	

注：+ p < 0. 1，* p < 0. 05，** p < 0. 01，*** p < 0. 001。

（二）多步中介路径检验

根据 Zhao 等人（2010）提出的中介路径检验步骤，中介效应是否成立并不需要对主效应进行检验。在加入中介变量之前，早育与健康自评之间不存在显著的相关关系，但这不是继续进行中介效应检验的必要条件。本部分使用 Bootstrap 方法检验获得偏差矫正的 95% 置信区间的总的间接效应，即总的中介效应以及每条路径的间接效应，中介路径的结果见图 4 – 11，检验结果见表 4 – 12。图 4 – 11 中，早育到受教育程度（β = – 0.42，P = 0.00），受教育程度到健康自评（β = – 0.04，P = 0.03）路径显著；另一条路径即早育到受教育程度（β = – 0.42，P = 0.000），受教育程度到个人收入（β = 0.29，P = 0.000），个人收入到健康自评（β = – 0.16，P = 0.00）依然显著。这说明虽然早育与健康自评之间不存在直接效应，但是受教育程度、个人收入作为中介变量，其间接效应确实是存在的。

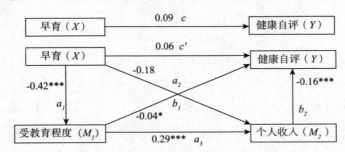

图 4 – 11　早育与健康自评关系中介效应路径

注：[+] p < 0.1，[*] p < 0.05，[**] p < 0.01，[***] p < 0.001。

表 4 – 12　使用偏差矫正的非参数百分位 Bootstrap 检验多步中介效应

	间接效应	标准误	置信区间下限	置信区间上限
总间接效应	0.0277	0.0104	0.0083	0.0495
早育→受教育程度→健康自评	0.0186	0.0094	0.0007	0.0373
早育→受教育程度→个人收入→健康自评	0.0037	0.0013	0.0015	0.0067
早育→个人收入→健康自评	0.0054	0.0042	– 0.001	0.0161

（三）分城乡和分年龄组样本分析

在生育行为与健康自评分年龄组样本的回归模型中，生育子女数量、早育、晚育与健康自评之间的关系在统计上并不显著，在此不再汇报回归结果。

表4-13是分城乡样本的生育行为与健康自评回归结果。根据模型1和模型2的回归结果可知，在农村，生育4个及以上孩子的女性比生育1~3个孩子的女性的健康自评结果为一般和差的可能性更大；但是在城市，生育子女数量与健康自评之间的关系在统计上不显著。

表4-13　分城乡样本的生育行为与健康自评 Logistic 回归

	农村		城市	
	模型1		模型2	
	系数	标准误	系数	标准误
生育子女数量	0.19**	0.10	0.00	0.22
早育	0.02	0.11	0.30	0.26
晚育	0.07	0.11	-0.07	0.21
生活习惯				
吸烟	-0.05	0.13	0.00	0.25
饮酒	-0.27***	0.10	-0.66***	0.20
青少年期特征				
15 岁之前健康状况	1.07***	0.11	0.85***	0.19
16 岁之前居住地	0.08	0.34	-0.14	0.15
与子女同住	-0.02	0.08	-0.22	0.14
人口特征				
婚姻状态	0.03	0.11	-0.00	0.18
年龄组				
60~69 岁	0.21**	0.09	0.01	(0.16)

续表

	农村		城市	
	模型 1		模型 2	
	系数	标准误	系数	标准误
70～79 岁	−0.13	0.14	0.10	0.24
80 岁及以上	0.16	0.23	−0.05	0.41
工作	−0.27***	0.08	0.18	0.33
地区				
中部地区	0.33***	0.09	0.38**	0.16
西部地区	0.62***	0.10	0.25	0.17
受教育程度	−0.05*	0.03	−0.04	0.04
个人收入	−0.04***	0.01	−0.01	0.31
_cons	1.19***	0.17	1.26***	0.02
N	4817	1275		

注：$^+ p < 0.1$，$^* p < 0.05$，$^{**} p < 0.01$，$^{***} p < 0.001$。

图 4-12 和图 4-13 是分城乡女性生育与健康自评中介效应路径图。图 4-12 显示，在农村，早育到受教育程度，受教育程度到健康自评这条路径的中介效应显著；另一条即早育到受教育程度，受教育程度到个人收入，个人收入到自评健康的路径依然显著。但是图 4-13 显示，在城市，中介路径的中介效应不显著。

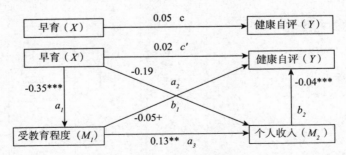

图 4-12　农村女性生育与健康自评的中介效应路径

注：$^+ p < 0.1$，$^* p < 0.05$，$^{**} p < 0.01$，$^{***} p < 0.001$。

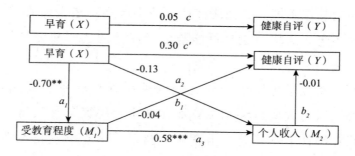

图 4 – 13　城市女性生育与健康自评中介效应路径

注：$^{+}p < 0.1$，$^{*}p < 0.05$，$^{**}p < 0.01$，$^{***}p < 0.001$。

七　结论和讨论

由于女性的生理特征和社会角色分工特点，女性的健康状况相对较差，女性老人的健康状况不容忽视。本部分使用中国健康与养老追踪调查（CHARLS）2011～2012 年的全国基线调查数据研究了女性生育行为与中老年期健康的关系，发现如下。

生育子女数量与中老年时期的生理健康状况相关。生育 4 个及以上子女的女性，发生生活自理能力缺损的可能性大，健康自评结果差。这与大部分针对西方国家的研究结论一致（Kington et al.，1997；Grundy and Holt，2000；Grundy and Tomassini，2005；Sudha et al.，2006；Read et al.，2011）。生育不仅需要更多的能量，还需要更多的营养（Jasienska，2009），如果生育所需的营养不能得到有效提供，那么生育对女性身体的负面影响会非常明显（Santow，1995）。在中国，20 世纪 60～80 年代社会经济还不发达，女性从怀孕到分娩过程中所需的营养和能量不能得到充足的供应，加上相对落后的生育习俗和文化，使得生育对女性健康的影响很大（庄渝霞，2006）。这种不利影响会导致女性中老年时期的健康状况较差，但是也有关于中国的研究发现子女数量与老年期健康状况没有关系（刘晶，2004；Chen and Lei，2009）。之所以会产生这种差别，可能是由于使用的数据不同。其他研究使用的中国高龄老人健康调查数据，样本以高龄老人居多。也有可能与健康指标的选取和变量的不同处理方式有关。

生育子女数量与健康自评之间的关系存在城乡差异。在农村，生育子女数量与健康自评相关；而在城市，生育子女数量与健康自评的关系在统计上不显著。生育 4 个及以上子女的农村女性的健康自评结果差，这可能是因为农村经济水平相对较低，生育子女多使得养育子女的负担加重，再加上农村医疗、养老等社会保障水平低，可以获得的医疗资源有限，从而农村中生育子女多的中老年人的健康自评结果差。

生育子女数量与生活自理能力之间的关系在不同年龄组之间存在差异。50 ~ 59 岁年龄组中，生育子女数量与生活自理能力的关系在统计上不显著，但是 60 岁及以上生育 4 个及以上子女的老人发生生活自理能力缺损的可能性更大。这一方面可能是 60 岁及以上的老人生育子女数量多，经历多次怀孕和分娩，直接影响了身体健康从而累积到老年期，影响老年期的健康；另一方面也可能是年龄在发生作用，即年龄越大，老人的身体健康状况会越差，发生生活自理能力缺损的可能性就会越大。

生育子女数量与心理健康之间的关系不显著，可能是由于子女数量会通过社会支持来影响中老年期的心理健康（Smith et al., 2002），比如子女与父母同住、子女和丈夫的情感支持等。

早育与中老年期的健康相关。早育通过影响受教育程度和个人收入影响中老年期的健康，受教育程度、个人收入中介了早育与中老年期健康的关系。存在两条中介路径即早育→受教育程度→中老年期健康，早育→受教育程度→个人收入→中老年期健康。曾经早育的中老年女性发生生活自理能力缺损的可能性大。女性在 21 岁之前生育，由于生育系统尚未完全成熟，怀孕和生育并发症发生得更普遍（Ventura et al., 1998）。事实上，初育年龄较小往往会和多育相联系，这本身就会产生各种损害健康的压力（Read et al.，2011）。早育往往意味着不能接受更高水平的教育，从而导致一系列后果，比如没有稳定的工作、家庭收入低、对生活不满意和健康差等，而这些后果会终身影响个体的健康。

本章发现晚育与中老年期生理健康的关系在统计上不显著。有研究使用高龄老人数据进行分析后发现晚育的女性在高龄时期健康状况较好（Zeng and Vaupel，2004）。本研究选取的是50岁及以上的女性，样本年龄均值为62岁；而Zeng和Vaupel（2004）的研究使用中国高龄老人健康调查数据，样本年龄在80岁以上，样本年龄均值为92岁。能够存活下来的高龄老人本身就比其他老人健康状况好。关于晚育与中老年期健康状况的关系需要更多的研究。

晚育与中老年女性心理健康之间的关系存在城乡和年龄组差异。在农村，晚育的女性抑郁程度更高。一方面可能是农村中老年女性在家庭中基本处于从属地位，几乎没有个人收入；另一方面可能是在农村，35岁之后仍然生育与多子女生育有关，生育子女多导致女性在步入中老年后在子女成家立业方面的帮助力不从心。另外，多子女可能会出现的结果是子女之间互相推诿对老人的赡养责任，使得农村老人更加担忧自己的老年生活，影响农村中老年女性的抑郁程度。60岁及以上的老年女性、35岁及之后仍然有生育行为的女性，抑郁程度更高。这可能是因为60岁及以上的老年女性生育子女的数量多、生育时间晚，最小的孩子成家立业晚，而老年女性收入有限，子女负担和个人的养老负担影响了60岁及以上老年人的抑郁程度。

本章研究还发现，青少年期健康的女性在中老年期健康状况较好，过去一年从事农业劳动的女性比其他女性健康状况好。青少年时期经历的事件与个体的中老年期健康有关（Srinivasan et al.，1996；Hayward and Gorman，2004）。青少年时期的健康状况越好，中老年时期的健康状况越好（仲亚琴，2014）。因此，维持青少年时期女孩的健康是保证女性中老年期健康的要素之一。过去一年中，能够从事农业劳动的女性身体状况本身就较好，适当的体力劳动对维持老年身体健康有一定的帮助。

本章研究存在以下局限。第一，本研究关注的是曾经生育的女性，剔除了没有生育的女性数据。研究表明，没有生育的女性的身体健康状况较差（Grundy and Tomassini, 2005）。所以本章中数据的这种选择性会影响统计的结果。第二，影响中老年人口健康的因素非常复杂，但限于数据的可得性，本研究没有包含一些生育历史信息比如婴儿死亡和流产的信息，而研究表明经历过婴儿死亡和流产的女性在老年时期的健康自评结果较差（Alonzo, 2002；Mirowsky, 2005；Sudha, et al., 2006；Henretta, 2007；Hank, 2010）。第三，根据生命历程的累积优势和累积劣势理论，生命中后期的健康是各种生命事件累积影响的结果，但本研究不能控制个人在不同人生阶段发生的各种事件，这也会对本章的结果产生一定的影响。

第五章

丧偶与中老年健康

　　中国快速老龄化的后果之一就是很大一部分老年人会经历丧偶。1990 年人口普查结果显示，60 岁及以上的老年人口中丧偶男性有 1089 万人，丧偶女性有 2615 万人，共计 3704 万丧偶老人（国务院人口普查办公室、国家统计局人口统计司，1993）。2000 年人口普查数据显示，60 岁及以上的老年人口中丧偶男性有 1221 万人，丧偶女性有 2902 万人，共计 4123 万丧偶老人（国务院人口普查办公室、国家统计局人口和社会科技统计司，2002）。2010 年，60 岁及以上的老年人口中丧偶男性有 1419 万人，丧偶女性有 3345 万人，共计 4764 万丧偶老人（国务院人口普查办公室、国家统计局人口和就业统计司，2012）。根据预测，到 2050 年中国老年丧偶人口总量将达到 11840 万人，丧偶男性将有 2391 万人，而丧偶女性人数将达到 9449 万人（王广州、戈艳霞，2013）。丧偶老年人口规模增大，且女性老年人口中的丧偶人数明显高于男性。

　　第三章的研究发现，夫妻年龄差会影响中老年期的健康状况。夫妻年龄差不仅会影响中老年期的健康，还会影响丧偶年龄及丧偶后的存活年限。本章首先使用普查数据，根据结婚年龄、夫妻年龄差测算丧偶概率、丧偶年龄及丧偶后存活年限等丧偶指标，然后使用微观数据检验在丧偶后存活期内，丧偶中老年人的心理和生理健康状况，检验婚姻是否对中老年期健康具有一定的"保护效应"。

一　测算丧偶指标的方法

如果有大规模的回顾性调查数据，可以通过调查数据得到如丧偶年龄等数据，但目前缺乏这样的数据，而且没有研究婚姻形成和解体的多状态婚姻表等有效工具，所以本部分使用模拟方法对丧偶指标进行测算。Myers（1959）使用离散年龄变量测度了婚姻的生命周期。Goldman 和 Lord（1983）使用连续性年龄变量测度了丧偶的指标，并且在研究中充分考虑了夫妻间的年龄匹配模式。Keyfitz 和 Caswell（2005）介绍了丧偶指标的测度，还介绍了基于生命表测度亲属存活关系的一些公式，他们认为在丧偶指标的测度中，要充分考虑到离婚、分居等因素的影响。限于数据的可得性，本部分没有考虑离婚和再婚的影响。

假设男性在 x 岁时和 y 岁的女性结婚，$l^m(t)$ 和 $l^f(t)$ 表示男性和女性从出生存活到 t 岁的可能性，$u^m(t)$ 和 $u^f(t)$ 分别表示男性和女性在 t 岁时死亡的相应风险，其中 $u(t) = -l'(t)/l(t)$。一名女性最终丧失配偶的概率是她婚后生活 t 年并且她的配偶恰恰在婚后第 t 年去世的概率，这里用 P 表示这一概率，其表达式为：

$$P = \int_0^w \frac{l^m(x+t)}{l^m(x)} \frac{l^f(y+t)}{l^f(y)} u^m(x+t)\,\mathrm{d}t \qquad (5-1)$$

其中 w 是自婚姻到生命年龄上限的时间长度，m 和 f 分别表示男性和女性。

对于男性丧偶的概率，在公式（5-1）中把 $u^m(x+t)$ 替换为 $u^f(y+t)$ 即可。

夫妻双方共同生活的年限使用 e_{xy} 来表示，Goldman 和 Lord（1983）使用了如下的公式来表达：

$$e_{xy} = \int_0^w t \frac{l^m(x+t)}{l^m(x)} \frac{l^f(y+t)}{l^f(y)} \{u^m(x+t) + u^f(y+t)\} \mathrm{d}t \qquad (5-2)$$

如果不考虑两性问题，那么男性和女性的共同生活年限相同，使用如下公式即可：

$$e_{xy} = \int_0^w \frac{l^m(x+t)}{l^m(x)} \frac{l^f(y+t)}{l^f(y)} \mathrm{d}t \qquad (5-3)$$

这样，男性的平均丧偶年龄为 $x + e_{xy}$，女性的平均丧偶年龄为 $y + e_{xy}$；而丧偶之后的存活年限，男性为 $e_x - e_{xy}$，女性为 $e_y - e_{xy}$，其中 e_x 和 e_y 分别代表男性在 x 岁和女性在 y 岁时的期望寿命。

需要说明的是，由于本章关注的是老年人的丧偶状况，针对公式（5-1）也可以不从结婚年龄算起，而是从某个年龄比如从 $x = 60$ 时算起，这样其实测算的是人们进入老年之后配偶才死亡的概率，而忽略了很多老人在进入老年阶段前配偶就已经死亡的状况。本章以下的结果是从结婚年龄开始算起的，即 20 多岁结婚之后就面临的丧偶风险，本章也确实计算了结婚之后的丧偶年龄别概率和累计概率，但本部分并没有罗列 60 岁之前的数据，分析的是 60 岁之后的结果。

二　测算丧偶指标的数据

本章研究用到的数据包括中国的生命表和婚姻信息，这些信息都来源于 2010 年的全国人口普查。

（一）生命表

本研究使用 2010 年全国人口普查中有关人口规模、人口结构和分年龄的死亡率数据生成生命表。2010 年人口普查总体上是一次成功的人口普查，漏报率为 0.12%（国务院人口普查办公室、国家统计局人口和就业统计司，2012），这一漏报率是合理的。但是 2010 年的普查数据在低龄组存在比较严重的漏报，尤其是 0 岁组的漏报率较高；16～21 岁组的人口规模相对于 2000 年普查数据中的同批人群规模出现了扩大的现象，这一组人口中可能存在严重的重报现象（陶涛、张现苓，2013）。由于没有更可靠的数据来调整普查数据，本研究直接使用人口普查数据生成生命表，包括用于整体、城市、城镇和农村人口的分性别的生命表，总计 8 个生命表。

（二）结婚年龄

中国的婚姻登记工作由民政部门负责，但是现有的公开资料仅包括每年的初婚、再婚和离婚的总数，而没有分年龄和分性别的婚姻登记信息。1980 年颁布的《婚姻法》中规定法定最小结婚年龄男性为 22 岁，女性为 20 岁。从表 5-1 可以看出，1980 年男性平均初婚年龄为 24.72 岁，女性为 22.88 岁；2010 年男性平均初婚年龄为 25.86 岁，女性为 23.89 岁。1980 年至 2010 年结婚的人口平均初婚年龄，男性为 24.55 岁，女性为 22.76 岁。

本部分选取平均结婚年龄即男性为 25 岁，女性为 23 岁。通常情况下，城市人口结婚年龄比城镇人口要高，农村最低。为了进行城市、城镇和农村之间的比较，本研究把城镇的结婚年龄作为全国平均水平，城市的结婚年龄提高 1 岁，农村的降低 1 岁。

表 5-1　平均初婚年龄变化趋势

单位：岁

年份	平均初婚年龄		
	男性	女性	全部
1980	24.72	22.88	23.78
1990	23.57	22.02	22.79
2000	25.11	23.17	24.14
2010	25.86	23.89	24.85
30 年平均（1980～2010）	24.55	22.76	23.64

资料来源：1990 年、2000 年、2010 年全国人口普查数据。

三 丧偶指标的测算结果

（一）丧偶概率

图 5 - 1 提供了结婚时丈夫 25 岁、妻子 23 岁，在夫妻 60 岁之后的年龄别丧偶概率（为了方便，概率放大了 1000 倍）。可以看出，女性的年龄别丧偶概率要比男性的高。这主要有两个原因：一是丈夫年长于妻子，妻子 60 岁时丈夫已经 62 岁。而丈夫 60 岁时妻子只有 58 岁；二是因为女性具有存活优势，死亡概率比同龄的男性低，更比年长的男性低。由于健康状况存在性别差异，这部分老年女性的丧偶比例会比男性高很多（Poston and Min，2008）。

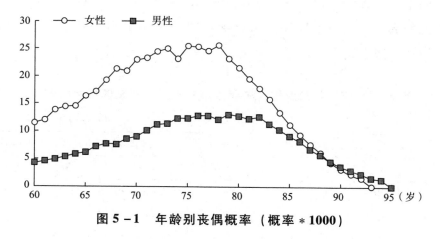

图 5 - 1 年龄别丧偶概率（概率 * 1000）

图 5 - 2 提供了累计丧偶概率。在 60 岁的时候，女性的累计丧偶概率约为 0.15，也就是她的配偶有 15% 的可能性在她 60 岁之前死亡，而男性的累计丧偶概率只有 0.05。女性最终的丧偶概率为 0.67，男性的丧偶概率为 0.33。这解释了丧偶老人女多男少的现象。

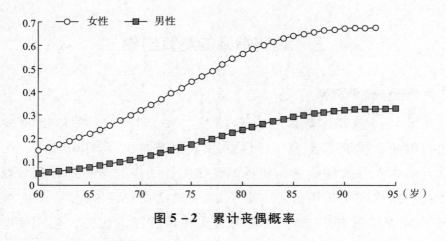

图 5 - 2　累计丧偶概率

（二）结婚年龄对丧偶指标的影响

表 5 - 2 提供了保持夫妻年龄差不变的情况下，结婚年龄变化对丧偶指标的影响。保持夫妻间的年龄差不变，结婚年龄增长对累计丧偶概率、丧偶年龄和丧偶后存活年限的影响很小，但结婚越晚婚姻维持年限越短。

表 5 - 2　结婚年龄变化（夫妻年龄差不变）对丧偶指标的影响

单位：岁，年

结婚年龄		丧偶概率		婚姻维持年限	丧偶年龄		丧偶后存活年限	
男	女	男	女		男	女	男	女
21	19	0.32	0.68	51.35	72.35	70.35	11.36	14.82
23	21	0.33	0.67	49.44	72.44	70.44	11.31	14.76
25	23	0.33	0.67	47.55	72.55	70.55	11.24	14.68
27	25	0.32	0.68	45.65	72.65	70.65	11.18	14.61
29	27	0.33	0.67	43.76	72.76	70.76	11.11	14.53
31	29	0.33	0.67	41.87	72.87	70.87	11.06	14.46

（三）夫妻年龄差对丧偶指标的影响

表 5 - 3 提供了夫妻年龄差对丧偶指标影响的数据。对于同 23

岁女性结婚的 25 岁男性来说，他先于配偶去世的概率是 0.67；而如果他在 30 岁时才与 23 岁的女性结婚，那么他先于配偶去世的概率达到 0.78；如果他在 40 岁时结婚则该概率达到 0.91。保持妻子结婚年龄不变，这一概率随着丈夫结婚年龄的上升而增大。

表 5 - 3 夫妻年龄差对丧偶指标的影响

单位：岁，年

结婚年龄		丧偶概率		婚姻维持年限	丧偶年龄		丧偶后存活年限	
男	女	男	女		男	女	男	女
20	23	0.44	0.56	49.34	69.34	72.34	13.21	13.43
25	23	0.33	0.67	47.55	72.55	70.55	11.24	14.68
30	23	0.22	0.78	44.19	74.19	67.19	10.31	17.21
40	23	0.09	0.91	36.31	76.31	59.31	9.19	23.77

表 5 - 3 还提供了夫妻年龄差对婚姻维持年限、丧偶年龄和丧偶后存活年限这三个指标的影响。保持女性结婚年龄为 23 岁不变，男性结婚年龄从 20 岁上升到 40 岁，婚姻维持年限从 49.34 年下降到 36.31 年，男性丧偶年龄从 69.34 岁上升到 76.31 岁，女性丧偶年龄从 72.34 岁下降到 59.31 岁；男性丧偶后的存活年限从 13.21 年下降到 9.19 年，女性的这一数据从 13.43 年上升到 23.77 年。

（四）丧偶指标的城乡差异

中国城市、城镇和农村地区在社会经济发展水平上存在较大的差距，反映在人口死亡率和期望寿命上也存在差距，进而带来丧偶指标的城乡差异。表 5 - 4 提供了丧偶指标的城乡差异，夫妻年龄差保持 2 岁不变，城市、城镇和农村人口的丧偶概率基本相同。从婚姻维持年限来看，虽然城市人口结婚较晚，但婚姻维持的年限最长，为 50.37 年，比城镇人口的婚姻维持年限多 1.51 年，比农村人口多 6.10 年。从丧偶年龄来看，不管是男性还是女性，城市人口丧偶年龄最高，城镇次之，农村最低。城市人口在丧偶后存活年限最短，城镇较长，农村最长（男性为 12.95 年，女性达到 16.95 年）。

表 5 - 4　丧偶指标的城乡差异

单位：岁，年

地区	结婚年龄		丧偶概率		婚姻维持年限	丧偶年龄		丧偶后存活年限	
	男	女	男	女		男	女	男	女
城市	26	24	0.33	0.67	50.37	76.37	74.37	10.64	13.56
城镇	25	23	0.33	0.67	48.86	73.86	71.86	11.22	14.45
农村	24	22	0.33	0.67	44.27	68.27	66.27	12.95	16.95

四　丧偶与健康研究综述

丧偶是婚姻状况的转变，也是生活方式和社会角色的转变。丧偶后个体要适应新的角色，这个适应过程会对健康产生影响（Scafato et al. , 2008）。与配偶健在的老年人相比，丧偶老年人更感到孤独，生活满意度和乐观程度低于配偶健在的老年人（Martin-Matthews, 2011；Ben-Zur, 2012）。一方面，配偶的死亡使得老人失去了多年的依靠，失去了可倾诉的对象，内心会比较孤独，很容易陷入抑郁的精神状态（Zhang and Li, 2011；陈立新、陈功、郑晓瑛，2008）；另一方面，子女都有自己的生活，对老人的关心和关爱有所缺失。再加上大部分社区建设落后、社区职能发挥不足，社区公共基础设施的不健全以及社区文化氛围的缺失，都会使丧偶老人的精神文化生活更加单调，内心更加空虚（魏晓，2011）。接下来将分析丧偶与中老年期健康之间的关系。

丧偶对心理健康是有害的。在经历丧偶后，丧偶者的心理健康、生理健康会受到不同程度的影响，总体健康状况较差。丧偶这一经历会严重影响丧偶者的心理健康（Holmes and Rahe, 1967）。在丧偶后丧偶者的生活会发生很大的改变，在家庭中承担新的家庭管理责任，社会关系发生变化。丧偶女性在经济上会变得紧张（Lee et al.，1998），而丧偶男性可能会在处理家务方面出现困难，这些都会加重或恶化丧偶者的心理悲伤（Umberson et al.，1992）。丧偶老人通常比有配偶的老人生活得更不快乐，抑郁倾向更严重（Williams and Umberson，2004）。国内研究表明，丧偶老人产生负向情绪的可能性要大于有配偶的老人，丧偶会增加老年人的负向情绪，他们经常会感到害怕和孤独（陈华峰、陈华帅，2012）。城市中的丧偶老人比有配偶的老人抑郁程度高（赵忻怡、潘锦棠，2014）。

大部分研究发现丧偶对生理健康是有害的。相比有配偶的老人，丧偶老人会产生较多的生理健康问题（Thompson et al.，1984；Stroebe et al.，2007），失能的发生率更高（Leigh and Fries，1992），健康自评结果更差（Wilcox et al.，2003），中风的风险增加（Engström et al.，2004），发生癌症和动脉硬化的风险也会增加（Chen et al.，2005）。农村丧偶老人的健康状况差于有配偶的老人，丧偶对农村老人生理健康的影响大于对心理健康的影响（周建芳，2015）。在控制了年龄、社会经济和人口因素的情况下，有偶者的健康水平及预期寿命高于无偶者（陈华帅、魏强，2009）。但也有一些研究认为，丧偶与生理健康之间没有显著相关关系（Michael et al.，2001）。这些不一致可能是因为不同的研究使用不同的样本，关注不同维度的生理健康；也有可能是因为问卷中反复强调不同的健康状态，由于被访对象拥有的资源不同，受教育程度存在差异，以及环境和语境因素不同，丧偶者对问题的反应会不同（Stroebe et al.，2007）。

丧偶会影响死亡风险。丧偶老人的死亡风险比有配偶老人的死亡风险高（Huang and Chen，2014；黄庆波，2014）。丧偶与死亡风险之间的关系存在性别差异，丧偶男性的死亡风险高于丧偶女性（Hu and Goldman，1990；Martikainen and Valkonen，1996）；新近丧偶对低龄老人死亡风险的影响要远大于对高龄老人的影响（焦开山，2010）。丧偶与死亡风险之间的关系会受到家庭和社会支持的调节影响，但是这些调节作用并没有改变丧偶与死亡风险之间的关系（Martikainen and Valkonen，1996）。

年龄越大，丧偶对个体健康产生的负面影响可能会越大（Williams and Umberson，2004）。随着年龄的增长，个体适应生活改变的能力变弱。在老年时期，个体开始收缩他们的社会网络关系，更多地关注基本社会关系，比如家庭关系、婚姻关系等（Carstensen，1992）。婚姻关系在老年人的社会关系网络中变得更加重要，此时丧偶比年轻时丧偶对健康的破坏力更大。也有研究表明，对高龄老人来说，婚姻提供的社会资源减少和情感寄托减弱，丧偶与健康之间没有显著的相关关系（House et al.，1988），婚姻对健康的保护效应会消失。但大部分研究认为，不管在哪个年龄组，婚姻对健康的保护效应都是存在的（Williams and Umberson，2004；Ikeda et al.，2007；Scafato et al.，2008；Shor et al.，2012），只是在不同的年龄组保护效应的程度和大小有差异。

五 丧偶与健康的数据和分析方法

对于丧偶与中老年期健康的研究，本部分使用中国健康与养老追踪调查 2011～2012 年基线数据，保留 50 岁以上的中老年人口，删除逻辑关系不合理及存在异常值的数据，最终保留 9870 人。

1. 因变量

与前面的章节相同，本章使用抑郁程度、生活自理能力和健康自评三个指标来衡量中老年时期的健康。

2. 自变量

婚姻状况是本章关注的自变量，来自问卷中的这个问题："您目前的婚姻状态？"该回答题项共有 6 项，包括已婚与配偶同住、已婚但因为工作原因暂时没有在一起居住、分居、离异、丧偶、从未结婚。保留已婚和丧偶人群，将已婚与配偶一同居住、已婚但因为工作原因暂时没有在一起居住处理为已婚，赋值为0，丧偶赋值为1。

3. 控制变量

控制变量包括个人曾经的生活习惯、青少年期特征、社会支持、人口特征和生活满意度等变量。生活习惯包括是否曾经有吸烟、饮酒的习惯，是否参与社会活动。青少年期特征包括16岁之前居住地和15岁之前的健康状况。社会支持通过是否与子女同住以及子女的数量来衡量。

人口特征包括受教育程度、年龄、性别、户口（农村、城市）、地区（东部地区、中部地区、西部地区）、工作和个人收入等。生活满意度是序次分类变量，1＝极其满意、2＝非常满意、3＝比较满意、4＝不太满意和5＝一点也不满意。

具体的变量定义和测量见表5-5。

表5-5 变量定义和测量

单位：%

变量	变量定义和测量	平均值或百分比	标准差
抑郁程度	0～30	8.52	6.41
生活自理能力	0＝生活自理能力健康；1＝生活自理能力缺损	17.86	
健康自评	0＝良好；1＝一般和差	75.65	
婚姻状态	0＝已婚；1＝丧偶	12.32	
生活习惯			
饮酒	0＝否；1＝是	39.75	
吸烟	0＝否；1＝是	41.10	
参与社会活动	0＝否；1＝是	50.81	
青少年期特征			
16岁之前居住地	0＝农村；1＝城镇	11.12	
15岁之前健康状况	0＝良好；1＝一般和差	24.65	

续表

变量	变量定义和测量	平均值或百分比	标准差
社会支持			
与子女同住	0 = 否；1 = 是	49.68	
子女数量	0 ~ 10	2.86	1.44
人口特征			
性别	0 = 男；1 = 女	51.00	
户口	0 = 农村；1 = 城市	23.95	
年龄			
	1 = 60 ~ 69 岁；	36.62	
	2 = 70 岁及以上	18.16	
受教育程度			
	1 = 小学；	41.72	
	2 = 初中；	17.29	
	3 = 高中及以上	11.98	
工作	0 = 其他；1 = 从事农业体力劳动	53.15	
个人收入（ln + 1）	0 ~ 12.39	3.54	4.37
地区	0 = 东部地区；		
	1 = 中部地区；	33.45	
	2 = 西部地区	31.36	
生活满意度	1 ~ 5	2.92	0.71

抑郁程度是连续型变量，所以建模时使用多元 OLS 回归模型。生活自理能力和健康自评是二分类变量，在建立统计模型时使用的是 Logistic 模型。

六　丧偶与健康分析结果

（一）描述性统计结果

表 5 - 6 是婚姻状态与中老年期健康关系的描述性统计结果。已

婚者所占比例为 87.68%，丧偶者所占比例为 12.32%。丧偶者的平均抑郁程度高于已婚者。丧偶者的平均抑郁程度为 10.42，已婚者的为 8.23，二者差异显著（P = 0.000）。

丧偶者发生生活自理能力缺损所占的比例高于已婚者。已婚者发生生活自理能力缺损的比例为 16.84%，丧偶者的比例高达 25.16%，二者差异显著（P = 0.000）。

丧偶者的健康自评结果为一般和差的比例高于已婚者。已婚者的健康自评结果为一般和差的比例为 75.25%，丧偶者的比例为 78.54%，二者差异显著（P = 0.000）。

表 5-6　婚姻状态与中老年健康关系的描述性统计结果

单位：%

变量	已婚		丧偶		P 值
	N	平均值或百分比	N	平均值或百分比	
抑郁程度	8654	8.23	1216	10.42	0.000
生活自理能力					
健康	7197	83.16	910	74.84	0.000
缺损	1457	16.84	306	25.16	
健康自评					
良好	2142	24.75	261	21.46	0.000
一般和差	6512	75.25	1149	78.54	

表 5-7 展示了分性别的婚姻状态与中老年健康关系的描述性统计结果。不论是丧偶还是已婚，女性的平均抑郁程度均高于男性。丧偶女性的平均抑郁程度为 10.99，丧偶男性的平均抑郁程度为 8.42。

男性和女性丧偶者的平均抑郁程度均高于已婚者。丧偶女性的平均抑郁程度为 10.99，已婚女性的为 8.87；丧偶男性的平均抑郁程度为 8.42，已婚男性的为 6.32。

丧偶男性和丧偶女性的发生生活自理能力缺损的比例均高于已婚者。丧偶女性的生活自理能力缺损的比例为 26.12%，已婚女性的生活自理能力缺损的比例为 18.91%；丧偶男性的生活自理能力缺损的比例为 22.74%，已婚男性的生活自理能力缺损的比例为 14.91%。

丧偶男性和丧偶女性的健康自评结果为一般和差的比例均高于已婚者。丧偶女性的健康自评结果为一般和差的比例为 80.64%，已婚女性的健康自评结果为一般和差的比例为 79.31%；丧偶男性的健康自评结果为一般和差的比例为 73.18%，已婚男性的健康自评结果为一般和差的比例为 71.49%。

表 5 - 7　分性别的婚姻状态与中老年健康关系描述性统计结果

单位：%

	男性				女性			
	已婚	丧偶	N	P 值	已婚	丧偶	N	P 值
抑郁程度	6.32	8.42	4836	0.000	8.87	10.99	5034	0.000
生活自理能力				0.000				0.000
健康	85.09	77.26	4088		81.09	73.88	4019	
缺损	14.91	22.74	748		18.91	26.12	1015	
健康自评				0.504				0.375
良好	28.51	26.82	1373		20.69	19.36	1030	
一般和差	71.49	73.18	3463		79.31	80.64	4004	

表 5 - 8 是分城乡的婚姻状态与中老年健康关系的描述性统计结果。无论是丧偶者还是已婚人群，农村中老年的平均抑郁程度均高于城市。农村丧偶中老年的平均抑郁程度为 10.78，城市丧偶中老年的平均抑郁程度为 9.49。

无论城乡，丧偶者的平均抑郁程度均高于已婚者。农村丧偶者的平均抑郁程度为 10.78，农村已婚者的平均抑郁程度为 9.31；城市丧偶者的平均抑郁程度为 9.49，城市已婚者的平均抑郁程度只有 7.28。

无论城乡，丧偶者的生活自理能力缺损比例均高于已婚者。农村丧偶者的生活自理能力缺损的比例为 27.28%，农村已婚者的生活自理能力缺损的比例为 18.25%。

无论城乡，丧偶者的健康自评结果为一般和差的比例均高于已婚者。农村丧偶者的健康自评结果为一般和差的比例为 79.09%，农村已婚者的健康自评结果为一般和差的比例为 76.36%。

表 5-8　分城乡的婚姻状态与中老年健康关系描述性统计结果

单位：%

	城市				农村			
	已婚	丧偶	N	P 值	已婚	丧偶	N	P 值
抑郁程度	7.28	9.49	2364	0.000	9.31	10.78	7506	0.000
生活自理能力				0.000				0.000
健康	87.61	82.12	2056		81.75	72.72	6051	
缺损	12.39	17.88	308		18.25	27.28	1455	
健康自评				0.090				0.064
良好	28.23	23.36	654		23.64	20.91	1749	
一般和差	71.77	76.64	1710		76.36	79.09	5757	

表 5-9 是分年龄组样本的婚姻状态与中老年健康关系的描述性统计结果。不同年龄组的丧偶中老年的平均抑郁程度均高于已婚中老年的平均抑郁程度。比如 50~59 岁年龄组，丧偶者的平均抑郁程度为 11.31，而已婚者的平均抑郁程度为 7.96。

无论是丧偶还是已婚状态，年龄越大发生生活自理能力缺损的比例越高。就丧偶中老年来说，50~59 岁年龄组发生生活自理能力缺损的比例为 13.04%，60~69 岁年龄组的该比例为 23.74%，70 岁及以上年龄组的该比例为 31.11%。年龄对健康的影响效应较大。

在 60~69 岁年龄组和 70 岁及以上年龄组，丧偶老人发生生活自理缺损的比例高于已婚老人。60~69 岁年龄组丧偶老人发生生活自理能力缺损的比例为 23.74%，已婚老人的该比例为 19.46%。70 岁及以上的丧偶老人发生生活自理能力缺损的比例为 31.11%，而已婚老人的该比例为 26.08%。

关于健康自评，50~59 岁年龄组丧偶者的健康自评结果为一般和差的比例为 80.43%，高于已婚者。60~69 岁年龄组和 70 岁及以上年龄组，丧偶者与已婚者健康自评的差异很小。

表 5 - 9　分年龄组的婚姻状态与中老年健康关系描述性统计结果

单位：%

	50~59 岁			60~69 岁			70 岁及以上		
	已婚	丧偶	N	已婚	丧偶	N	已婚	丧偶	N
抑郁程度	7.96	11.31	4464	8.59	10.62	3614	8.41	9.91	1792
生活自理能力									
健康	87.81	86.96	3918	80.54	76.26	2893	73.92	68.89	1296
缺损	12.19	13.04	546	19.46	23.74	721	26.08	31.11	496
健康自评									
良好	27.14	19.57	1194	22.87	22.54	825	21.42	21.43	384
一般和差	72.86	80.43	3270	77.13	77.46	2789	78.58	78.56	1408

总之，丧偶中老年人的健康状况要比已婚中老年人差。女性丧偶者的健康状况差于男性，农村丧偶者的健康状况差于城市。年龄越大，丧偶者的健康状况越差。

（二）回归统计结果

表 5 - 10 是丧偶与中老年抑郁程度关系的回归结果。模型 1 至模型 8 都控制了个体曾经的生活习惯、青少年期特征、社会支持、人口特征和生活满意度等变量。

模型 1 使用全部样本数据建立了丧偶与中老年抑郁程度之间关系的回归模型。丧偶中老年比已婚中老年的抑郁程度高 1.32。模型

2 使用男性样本，结果显示丧偶男性比已婚男性的抑郁程度高 1.55。模型 3 使用女性样本建立回归模型，结果显示丧偶女性比已婚女性的抑郁程度高 1.25。模型 4 使用农村样本，结果显示农村丧偶中老年比已婚中老年的抑郁程度高 1.35。模型 5 使用城市样本，结果显示城市丧偶中老年比已婚中老年的抑郁程度高 1.16。模型 6 是对 50～59 岁样本进行的回归分析，结果显示该年龄组丧偶人群比已婚人群的抑郁程度高 2.70。模型 7 使用 60～69 岁年龄组样本，结果显示该年龄组丧偶人群比已婚人群的抑郁程度高 1.16。模型 8 使用 70 岁及以上年龄组样本，结果显示该年龄组丧偶人群比已婚人群的抑郁程度高 0.66。模型 1 至模型 8 的回归结果表明，丧偶中老年人的抑郁程度高于已婚中老年人。

表 5 - 10　丧偶与中老年抑郁程度关系的 OLS 回归结果

抑郁程度	丧偶（与已婚者比较）		N	R^2
	系数	标准误		
模型 1（全样本）	1.32 ***	0.19	9870	0.23
模型 2（男性）	1.55 ***	0.31	4836	0.19
模型 3（女性）	1.25 ***	0.24	5034	0.22
模型 4（农村）	1.35 ***	0.22	7506	0.20
模型 5（城市）	1.16 ***	0.34	2364	0.23
模型 6（50～59 岁）	2.70 ***	0.38	4464	0.23
模型 7（60～69 岁）	1.16 ***	0.30	3614	0.24
模型 8（70 岁及以上）	0.66 * **	0.31	1792	0.21

注：$+ p < 0.1$，$* p < 0.05$，$** p < 0.01$，$*** p < 0.001$。

表 5 - 11 和表 5 - 12 分别是丧偶与生活自理能力的关系、丧偶与健康自评的关系的回归结果。在控制了个体曾经的生活习惯、青少年期特征、社会支持、人口特征和生活满意度等变量后，丧偶与生活自理能力，丧偶与健康自评之间的关系在统计上不显著。

表 5 – 11　丧偶与中老年生活自理能力关系的 Logistic 回归结果

生活自理能力	丧偶（与已婚者比较）		N	Pseudo R²
	系数	标准误		
模型 1（全样本）	0.07	0.08	9870	0.08
模型 2（男性）	0.18	0.14	4836	0.07
模型 3（女性）	0.03	0.10	5034	0.08
模型 4（农村）	0.08	0.09	7506	0.08
模型 5（城市）	0.05	0.19	2364	0.08
模型 6（50～59 岁）	− 0.07	0.21	4464	0.06
模型 7（60～69 岁）	0.13	0.13	3614	0.06
模型 8（70 岁及以上）	0.04	0.12	1792	0.06

注：$^+ p < 0.1$，$^* p < 0.05$，$^{**} p < 0.01$，$^{***} p < 0.001$。

表 5 – 12　丧偶与中老年健康自评关系的 Logistic 回归结果

健康自评	丧偶（与已婚者比较）		N	Pseudo R²
	系数	标准误		
模型 1（全样本）	− 0.07	0.08	9870	0.08
模型 2（男性）	− 0.13	0.14	4836	0.07
模型 3（女性）	− 0.02	0.10	5034	0.08
模型 4（农村）	− 0.10	0.10	7506	0.08
模型 5（城市）	− 0.32	0.18	2364	0.07
模型 6（50～59 岁）	− 0.20	0.13	4464	0.09
模型 7（60～69 岁）	− 0.15	0.14	3614	0.08
模型 8（70 岁及以上）	− 0.04	0.12	1792	0.08

注：$^+ p < 0.1$，$^* p < 0.05$，$^{**} p < 0.01$，$^{***} p < 0.001$。

　　研究还发现，参与社会活动的中老年人、与子女同住的中老年人、青少年时期身体健康的中老年人和生活满意度高的中老年人，其在中老年时期的健康状况较好。

七　结论和讨论

中国人口的快速老龄化将引发劳动力减少、储蓄率降低、消费水平下降以及老年人口福利负担加重等一系列经济和社会问题，从而影响劳动生产率的提高和经济的快速发展。这些宏观社会经济问题引起了广泛关注，但作为老龄社会弱势群体的丧偶老人还没有得到足够的关注（Poston and Min，2008；Korinek et al.，2011）。

本章首先使用2010年普查数据分析了中国老年人口中的丧偶比例，测算了老年人口的丧偶指标。研究发现，与25岁男性结婚的23岁女性的丧偶概率为0.67，高于男性的0.33，婚姻维持年限为47.55年，丧偶之后男性存活11.24年，女性存活14.68年。夫妻年龄差对丧偶指标有较大影响。丧偶指标存在显著的城乡差异，虽然农村人口的期望寿命较低，他们的婚姻维持年限最短，丧偶年龄最小，但丧偶后的存活年限最长。

夫妻年龄差对丧偶指标有较大影响。长期以来"男大女小"的婚姻匹配模式使得老年女性的丧偶率及寡居率高于男性。虽然女性的平均期望寿命比男性高，但女性的健康期望寿命却比男性低，大部分女性在丧偶后单独存活时间较长，因此女性有更长的时间需要他人帮助（宋璐，2008）。关于老年照料和老年保障的政策应适当向女性老人倾斜，从而使得女性老人更加充分地享受养老保障与老年服务的项目。国家的政策和干预也要从性别的视角关注女性的独特需求，在全生命周期内提升女性的健康水平（Davidson et al.，2011）。男性老人虽然丧偶概率低，但是丧偶后男性老人多选择独居，这使得他们脱离亲属、家庭和通常意义上的外部世界，往往与外界隔离（左冬梅，2011）。已有研究表明，社会支持和社会接触能降低心理忧郁程度，减少发怒和攻击性的想法（Ha and Ingersoll，2011）。独居的丧偶老年男性缺乏社会支持和社会接触，处于不利地位。

本章还根据 CHARLS 数据进行回归分析，发现丧偶对中老年期心理健康的影响要强于对生理健康的影响。与已婚中老年人比较，丧偶中老年人的抑郁程度高，但丧偶与健康自评、生活自理能力之间的关系在统计上并不显著。丧偶中老年人的心理健康状态比已婚的中老年人差，但生理健康状况与婚姻状态没有关系。配偶是中老年人情感支持的主要来源，丧偶后中老年人在社会支持和经济支持方面发生重大变故，配偶的陪伴支持和照料支持突然中断、经济状况变差、居住生活的重新安排等都会给丧偶者带来很大的社会心理压力。

丧偶老人的养老是一个亟待解决的社会问题。在农村，老年人在丧失劳动能力之后，主要依靠子女和家人的支持生活。近年来，虽然在农村地区建立了新型社会养老保障制度，但是发放的养老金和农村居民的收入不足以支撑农村老年人的晚年生活；城市虽然有养老保障制度，但这种制度并没有覆盖全体城市老年人口，而且老年照料机构也不健全（Jiang et al.，2016）。

配偶是老年人的重要社会支持来源，丧偶后老人的经济状况变差，健康状况变差，老年人对代际支持的需求会增加（左冬梅，2011）。共同居住可以为老人提供有利的帮助，所以丧偶之后往往伴随着老人居住方式的调整（Bonnet et al.，2010；Korinek et al.，2011）。但中国的独生子女家庭越来越多，失独家庭数量也在逐渐增加，这些家庭缺乏来自子女的代际支持，使得丧偶老人陷入困境。

目前中国经济还不发达，社会养老保险制度尚不健全，快速的老龄化使得人口抚养比上升、人口红利下降，从而加重了社会保障系统的负担。随着丧偶老人尤其是高龄丧偶老人数量的增多，医疗护理、生活照料、社会保障的需求急剧增加。在现代家庭结构和社会条件下，对老人进行长期照料会加重家庭的生活负担，降低家庭生活质量，由家庭进行长期照料困难较多。在社会保障不健全而家庭养老又存在困难的情况下，丧偶老人的照料问题是当前需要优先考虑的问题。

第六章

丧偶后再婚与中老年健康

婚姻是亲密社会关系的重要组成部分，是影响夫妻健康的重要因素之一（Smith and Christakis，2008；Umberson and Montez，2010；Wood et al.，2007）。婚姻促使夫妻共享物质和非物质资源来改善自己和伴侣的健康（Jacobson，2000；Monden et al.，2003；Skalická and Kunst，2008），而婚姻的解体，不管是自愿还是非自愿的婚姻解体，都会影响人们的健康状况（焦开山，2010）。有配偶者比未婚、离异和丧偶者更加长寿，且生理和心理更健康，幸福感会更高（Wilson and Oswald，2005）。与有配偶的老人相比，丧偶老人的心理和生理健康状况差、死亡风险高（Wu and Hart，2002；Prior and Hayes，2003；Williams and Umberson，2004，Hughes and Waite，2009；Bookwala et al.，2014）。婚姻对健康的"保护效应"明显，但现有研究主要是从婚姻关系解体后的丧偶和离婚状态来研究婚姻的"保护效应"的，对丧偶后再婚对健康的"保护效应"研究很少。

本章关注丧偶后再婚与中老年期健康之间的关系，研究丧偶后再婚的人在中老年期的健康状况是否会更好，也就是丧偶后再婚对健康是否存在"保护效应"，并且分年龄组、分性别和分城乡进行了分析。

一 文献综述

失去婚姻的保护，丧偶者的死亡风险会增加，生理健康和心理健康都会受到不同程度的影响，尤其是对心理健康的影响很大。婚姻被动解体后，可以主动选择再婚以重新获得婚姻的保护。在国内，学者主要研究了中老年人的非婚同居问题，描述了丧偶后再婚的现象。中老年人的非婚同居实质上是一种"搭伙养老"的准婚姻模式，男女双方都获得了精神上的慰藉和身体上的照顾，等同于重新获得婚姻生活的保护，但在这种模式下双方非婚同居期间的财产不能得到法律的有效保护。女方，尤其是再婚后没有退休工资和收入的女方，更多地承担了照顾的责任，但女性为新家庭的付出很难得到法律的有效保护。这种现象的出现，除了社会文化和制度的影响，双方的家庭财产关系、家庭人际关系阻碍也是主要的影响因素。社会上关于"搭伙养老"重新获得事实婚姻生活的现象一直争议不断（姜向群，2004）。不管怎样，老年人非婚同居的现象说明了丧偶老人有着比较强烈的对配偶陪伴的需求。还有学者研究了再婚老人所面临的来自各自家庭子女的阻力，以及再婚后新家庭的矛盾等（管典安，2014；祝乐，2015）。

再婚存在性别差异，女性再婚的可能性高于男性，女性的受教育程度低则再婚的可能性大，而男性的受教育程度高则再婚的可能性大（石人炳，2005）。对高龄老人的研究发现，女性老人曾经再婚的比例低于同龄的男性老人（郑真真，2001）。只结过一次婚的高龄女性的健康自评状况好于结婚多次的女性（彭思耘，2013）。陈华峰和陈华帅（2012）使用 2002 年和 2005 年的"中国老年健康影响因素跟踪调查"数据，分析了婚姻状态及其变化包括丧偶及再婚事件对于老年负性情绪的影响，发现再婚对于老年负性情绪的改善作用不明显。

丧偶之后，如果继续保持丧偶状态，丧偶期限与健康之间的关系仍存在一些争议。一些研究认为，与丧偶五年以上的丧偶者相比，丧偶五年之内的丧偶者的失能程度严重（Van Den Brink et al.，2004）。丧偶四年以上的老人的健康自评结果更差，而老人的工作状况和经济情况中介了这种关系（顾大男，2003）。Li 等人（2011）的研究发现，多子女、照料孙子女的丧偶四年以上的老年人比已婚老人的健康自评状况差。此外，丧偶期限与死亡风险相关，近期丧偶会使高龄老人的死亡风险加大（顾大男，2003），近期丧偶的老人的死亡风险高于长期丧偶的老人（焦开山，2010）。但也有一些研究认为，丧偶期限与健康状况变化之间的关系不显著（Perkins and Harris，1990；Wolinsky and Johnson，1992；Williams，2004；Baker et al.，2005）。

就心理健康而言，大多数的个体在丧偶初期抑郁程度会较高，但随着时间的推移抑郁程度逐渐降低，如果丧偶时比较年轻，那么丧偶期限比较长，时间越长则越能从抑郁情绪中恢复（Sasson and Umberson，2014）。长期处于丧偶状态的人会保持稳定的心理健康状况（Wilcox et al.，2003）。Chou 和 Chi（2000）使用香港老年人口调查的面板数据进行研究后发现，70 岁及以上、丧偶期限在三年以内的女性老人的抑郁程度高于男性老人。

婚姻对健康有一定的保护作用（Martikainen and Valkonen，1996）。婚姻降低了人们从事风险行为的可能，婚姻使得人们远离心理疾病，延长寿命，生活得更健康和更快乐。不管是男性还是女性都会从婚姻关系中受益，男性获益更多（Wilson and Oswald，2005）。婚姻质量和个人的信仰会影响个体从婚姻中所获得的收益的大小。

二　变量设置与研究方法

本章使用中国健康与养老追踪调查 2011～2012 年基线数据研

究丧偶后再婚与中老年期健康的关系。该数据访问了 10257 户家庭中一个至少年满 45 岁的人，包括其配偶，共 17708 人。删除逻辑关系不合理及存在异常值的数据，保留 50 岁及以上的曾经丧偶者 1346 人。

1. 因变量

与前面章节一样，使用抑郁程度、生活自理能力和健康自评三个指标来衡量中老年时期的健康。

抑郁程度：抑郁程度总分为 0 ~ 30 分，分值越大，抑郁程度越高。

生活自理能力：二分类变量，生活自理能力良好赋值为 0，生活自理能力缺损赋值为 1。

健康自评：二分类变量，健康自评结果为"很好"和"好"合并为良好，赋值为 0；将"一般"、"不好"和"很不好"合并为一般和差，赋值为 1。

2. 自变量

丧偶后再婚，根据以下问题获得。第一个问题是"您目前的婚姻状态"，回答包括 6 个题项：已婚与配偶同住、已婚但因为工作原因暂时没有在一起居住、分居、离异、丧偶、从未结婚。第二个问题是"为什么会结束第一次婚姻"，回答包括配偶去世、离婚两个题项。根据这两个问题，如果某人目前处于已婚状态，但是结束第一次婚姻的原因是配偶去世，那么他/她属于丧偶后再婚。如果某人目前的婚姻状态为丧偶，根据题目"您配偶是什么时候去世的"，将丧偶期限分为丧偶 5 年及以上和丧偶 0 ~ 4 年。丧偶 5 年及以上没有再婚的人赋值为 0，丧偶 0 ~ 4 年没有再婚的人赋值为 1，丧偶后再婚的赋值为 2。

3. 控制变量

控制变量包括丧偶年龄、曾经的生活习惯、青少年期特征、社会支持、人口特征以及生活满意度等变量。生活习惯包括是否曾经有吸烟、饮酒的习惯，是否参与社会活动；青少年期特征包括 16 岁之前居住地和 15 岁之前的健康状况；社会支持通过是否与子女同住以及子女的数量来衡量；人口特征包括受教育程度、年龄组、性别、户口（农村、城市）、地区（东部地区、中部地区、西部地区）、工作和个人收入等。生活满意度是序次分类变量，1 = 极其满意、2 = 非常满意、3 = 比较满意、4 = 不太满意和 5 = 一点也不满意。

具体的变量定义和测量见表 6 – 1。

表 6 –1　变量定义和测量

变量名	变量定义和测量
抑郁程度	0 ~ 30
生活自理能力	0 = 生活自理能力健康；1 = 生活自理能力缺损
健康自评	0 = 良好；1 = 一般和差
丧偶后婚姻状态	0 = 丧偶 5 年及以上；1 = 丧偶 0 ~ 4 年；2 = 丧偶后再婚
丧偶年龄	0 = 丧偶年龄小于 50 岁；1 = 丧偶年龄 50 ~ 59 岁；2 = 丧偶年龄 60 岁及以上
生活习惯	
饮酒	0 = 从不饮酒；1 = 饮酒
吸烟	0 = 从不吸烟；1 = 吸烟
参与社会活动	0 = 不参与社会活动；1 = 参与社会活动
青少年期特征	
16 岁之前居住地	0 = 农村；1 = 城镇
15 岁之前健康状况	0 = 好；1 = 一般和差
社会支持	
与子女同住	0 = 没有和子女同住；1 = 至少与一个子女同住
子女数量	0 ~ 10
人口特征	
受教育程度	0 = 文盲；1 = 小学；2 = 初中；3 = 高中及以上
户口	0 = 农村；1 = 城市
年龄组	0 = 50 ~ 59 岁；1 = 60 ~ 69 岁；2 = 70 岁及以上

续表

变量名	变量定义和测量
工作	0 = 从事农业体力劳动；1 = 其他
个人收入（ln + 1）	0 ~ 11.43
地区	0 = 东部地区；1 = 中部地区；2 = 西部地区
性别	0 = 男；1 = 女
生活满意度	1 ~ 5（1 = 极其满意；2 = 非常满意；3 = 比较满意；4 = 不太满意；5 = 一点也不满意）

4. 方法

抑郁程度是连续型变量，因此建模时使用多元 OLS 回归模型。生活自理能力和健康自评是二分类变量，因此在建立统计模型时使用的是 Logistic 模型。

三 丧偶后婚姻状态分析

（一）丧偶年龄

丧偶时年龄越大，保持丧偶状态的可能性越高，再婚的可能性越低。正如在第五章所测算的那样，随着年龄的增长丧偶概率会增大，中老年时期尤其是 60 岁以后是丧偶的高发阶段。表 6 - 2 是丧偶后婚姻状态与丧偶年龄之间的频率分布，69.84%（940/1346）的丧偶者是在 50 岁以后丧偶的，青壮年时期丧偶的所占比例较小。丧偶后的再婚者中，在 49 岁及以下再婚的人所占比例为 69.92%，50 ~ 59 岁再婚的人所占比例为 16.54%，60 岁及以上再婚的所占比例更低，只有 13.53%。中老年丧偶后再婚的可能性较小，一方面是传统观念对于再婚的压力，如果选择再婚，当事人会遭受周围舆论压力带来的困扰；另一方面是子女的阻挠，财产的分割等因素使得大部分老人选择不再结婚。因此，大部分的中老年丧偶者选择一直保持丧偶状态。本研究中，50 岁及以上的丧偶者中，保持丧偶状态 5 年及以上的比例达到 65.90%。

表 6 - 2　丧偶后婚姻状态与丧偶年龄分布

单位：人，%

丧偶后婚姻状态	丧偶年龄						N
	49 岁及以下		50 ~ 59 岁		60 岁及以上		
	N	比例	N	比例	N	比例	
丧偶 5 年及以上	297	34.10	272	31.23	302	34.67	871
丧偶 0 ~ 4 年	16	4.68	96	28.07	230	67.25	342
丧偶后再婚	93	69.92	22	16.54	18	13.53	133
合计	406	30.16	390	28.97	550	40.86	1346

（二）性别差异

表 6 - 3 是丧偶后的婚姻状态与性别之间关系的列联表。男性丧偶后再婚的比例为 17.75%（74/417），女性丧偶后再婚的比例仅为 6.35%（59/929）。无论男女，丧偶后保持 5 年及以上丧偶状态的人所占比例都比较高，女性的比例为 68.25%，男性的比例为 56.83%。

表 6 - 3　丧偶后婚姻状态与性别关系

单位：人，%

丧偶状态	男性		女性		χ^2
	N	比例	N	比例	
丧偶 5 年及以上	237	56.83	634	68.25	
丧偶 0 ~ 4 年	106	25.42	236	25.41	43.61 ***
丧偶后再婚	74	17.75	59	6.35	

注：$^+ p < 0.1$，$^* p < 0.05$，$^{**} p < 0.01$，$^{***} p < 0.001$。

表 6 - 4 是分性别丧偶后的婚姻状态与丧偶年龄的频率分布。无论男女，丧偶时年龄越小再婚的可能性越大；丧偶时年龄越大再婚的可能性越小。49 岁及以下丧偶的男性，再婚的比例为 56.76%，60 岁

表 6 - 4　分性别丧偶后婚姻状态与丧偶年龄的分布

单位：人，%

丧偶后婚姻状态	丧偶年龄																	
	男性									女性								
	49 岁及以下		50 ~ 59 岁		60 岁及以上		49 岁及以下		50 ~ 59 岁		60 岁及以上								
	N	比例	N	比例	N	比例	N	比例	N	比例	N	比例						
丧偶 5 年及以上	92	38.82	68	28.69	77	32.49	205	32.33	204	32.18	225	35.49						
丧偶 0 ~ 4 年	3	2.84	27	25.47	76	71.70	13	5.51	69	29.24	154	65.25						
丧偶后再婚	42	56.76	16	21.62	16	21.62	51	86.44	6	10.17	2	3.39						

及以上丧偶的男性，再婚的比例为 21.62%；49 岁及以下丧偶的女性，再婚的比例为 86.44%，60 岁及以上丧偶的女性，再婚的比例仅为 3.39%。

丧偶时年龄越大，女性再婚的可能性越小于男性。60 岁及以上丧偶的女性，再婚的比例很小，仅为 3.39%，而男性 60 岁及以上丧偶后再婚的比例达到 21.62%。

（三）受教育程度

表 6-5 是丧偶后再婚者的受教育程度与性别的列联表。在所有再婚女性中，受教育程度是文盲的比例为 47.46%，小学的比例为 38.98%，拥有高中及以上学历的比例仅为 5.08%。在所有再婚男性中，文盲的比例仅为 6.76%，初高中以上的比例为 45.95%。受教育程度高的丧偶男性再婚的可能性大，而受教育程度低的丧偶女性再婚的可能性大。

表 6-5　丧偶后再婚者的受教育程度与性别关系

单位：人，%

受教育程度	男性		女性		χ^2
	N	比例	N	比例	
文盲	5	6.76	28	47.46	
小学	5	47.30	23	38.98	
初中	20	27.03	5	8.47	33.36***
高中及以上	14	18.92	3	5.08	
合计	74	100	59	100	

注：$^+ p < 0.1$，$^* p < 0.05$，$^{**} p < 0.01$，$^{***} p < 0.001$。

四　丧偶后再婚与抑郁程度

（一）描述性统计结果

表 6-6 是丧偶后再婚与抑郁程度之间关系的描述性统计结果。

曾经丧偶的中老年人的平均抑郁程度为 10.28，男性平均抑郁程度
为 8.97，女性为 10.87。男性丧偶后再婚的比例为 17.7%，女性为
6.35%，男性丧偶后再婚的比例高于女性。

表 6-6　描述性统计结果

单位：人，%

变量	平均值或百分比	性别		年龄组		
		男性	女性	50~59岁	60~69岁	70岁及以上
样本量	1346	417	929	317	526	752
抑郁程度	10.28	8.97	10.87	11.14	10.48	9.73
健康自评	3.03 (0.88)	2.86 (0.89)	3.10 (0.87)	3.04 (0.91)	3.00 (0.91)	3.03 (0.84)
生活自理能力缺损	24.44	20.86	26.04	13.38	23.74	30.15
丧偶后婚姻状态						
丧偶 0~4 年	25.41	25.42	25.40	32.39	26.59	21.25
丧偶后再婚	9.88	17.7	6.35	19.01	8.57	6.59
丧偶年龄						
50~59 岁丧偶	28.97	26.62	33.91	34.86	39.12	18.61
60 岁及以上丧偶	40.86	40.53	45.10		32.53	66.22
青少年期特征						
16 岁之前居住地	10.40	7.43	11.73	10.92	10.55	10.05
15 岁之前健康状况	23.99	23.50	24.22	25	28.13	20.43
生活习惯						
饮酒	31.57	65.47	16.36	30.99	34.29	29.82
吸烟	33.28	75.78	14.21	33.45	30.77	35.09
参与社会活动	53.04	52.99	53.07	55.28	52.09	52.72
社会支持						
子女数量	3.44 (1.71)	3.36 (1.63)	3.48 (1.74)	2.40 (1.22)	3.31 (1.57)	4.03 (1.75)
与子女同住	51.22	44.36	54.57	70.42	52.97	41.35

续表

变量	平均值或标准差	性别		年龄组		
		男性	女性	50～59岁	60～69岁	70岁及以上
人口特征						
户口	23.62	21.34	24.65	18.66	22.19	27.02
年龄组						
60～69岁	33.80	33.57	33.90			
70岁及以上	45.09	45.08	45.10			
受教育程度						
小学	37.74	49.40	32.08	36.97	47.69	29.98
初中	10.77	18.22	7.43	17.25	13.85	5.43
高中及以上	5.94	8.63	4.74	10.56	4.17	5.10
工作	37.52	47.00	33.26	55.28	46.15	22.73
个人收入（ln+1）	3.66 (4.16)	4.06 (4.38)	3.48 (4.05)	2.58 (4.04)	3.74 (4.08)	4.10 (4.19)
地区						
中部地区	31.35	31.41	31.32	34.51	30.55	30.48
西部地区	36.70	34.53	37.67	34.15	42.86	33.28
性别	69.02			68.66	69.23	69.03
生活满意度	2.92 (0.77)	2.90 (0.75)	2.92 (0.78)	3.01 (0.79)	2.97 (0.80)	2.84 (0.72)

注：括号内为标准差，除样本量外，其他值为平均值或百分比。

在不同年龄组的样本中，曾经丧偶的50～59岁中年人再婚的比例最高（19.01%），平均抑郁程度最高（11.14）；曾经丧偶的70岁及以上老年人再婚的比例最低（6.59%），平均抑郁程度最低（9.73）。

图6-1是分年龄组丧偶后不同婚姻状态下的抑郁程度。三个年龄组中，丧偶后再婚者的平均抑郁程度都是最低的。在50～59岁年龄组，丧偶后再婚者的平均抑郁程度为10.4，而丧偶0～4年的为12.26；在60～69岁年龄组，丧偶后再婚者的抑郁程度为8.85，丧

偶 0 ~ 4 年的达到 10.63；在 70 岁及以上年龄组，丧偶后再婚者的平均抑郁程度为 7.38，丧偶 0 ~ 4 年的为 9.73。

在 50 ~ 59 岁年龄组，丧偶 0 ~ 4 年的丧偶者的平均抑郁程度高于丧偶 5 年及以上的丧偶者。而在 60 ~ 69 岁年龄组、70 岁及以上年龄组，丧偶 0 ~ 4 年的丧偶者的平均抑郁程度与丧偶 5 年及以上的丧偶者基本相同。

在三个年龄组中，70 岁及以上年龄组中，丧偶后再婚的平均抑郁程度最低。50 ~ 59 岁年龄组中，丧偶后再婚者的平均抑郁程度最高。

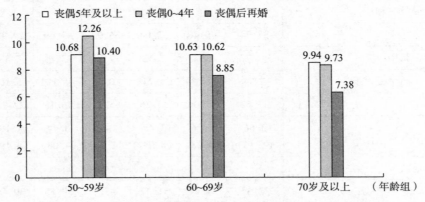

图 6 - 1　分年龄组丧偶后不同婚姻状态下的平均抑郁程度

图 6 - 2 是分性别组丧偶后不同婚姻状态下的平均抑郁程度比较。丧偶后再婚的男性平均抑郁程度为 6.55，明显低于女性的 12.15。

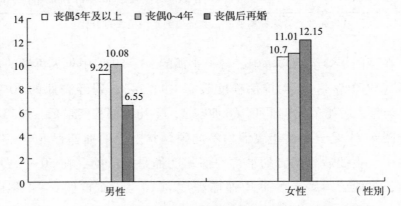

图 6 - 2　分性别组丧偶后不同婚姻状态下的平均抑郁程度

在曾经丧偶的男性中，丧偶期限在 0～4 年的丧偶者，平均抑郁程度最高，为 10.08；而丧偶后再婚者，平均抑郁程度最低，为 6.55。在曾经丧偶的女性中，丧偶后再婚者的平均抑郁程度最高，丧偶期限在 0～4 年的丧偶者与丧偶 5 年及以上的丧偶者的平均抑郁程度基本相同。由此可知，男性再婚抑郁程度低，女性再婚抑郁程度高。

（二）回归统计结果

表 6-7 是丧偶后婚姻状态与中老年时期抑郁程度的回归结果。模型 1 是全样本模型，与丧偶 5 年及以上的丧偶者相比，丧偶后再婚者的抑郁程度低 1.12。而丧偶 0～4 年与抑郁程度在统计上并不相关，但是本研究注意到该数据的回归系数为正，也就是说丧偶 0～4 年者与丧偶 5 年及以上者比较，抑郁程度更高。

表 6-7 分性别、分年龄组样本丧偶后婚姻状态与抑郁程度回归结果

	全部	男性	女性	50～59 岁	60～69 岁	70 岁及以上
	模型 1	模型 2	模型 3	模型 4	模型 5	模型 6
丧偶后婚姻状态						
丧偶 0～4 年	0.64 (0.42)	0.50 (0.73)	0.75 (0.51)	0.51 (1.11)	1.05 (0.86)	0.47 (0.59)
丧偶后再婚	-1.12⁺ (0.58)	-1.85* (0.83)	-0.30 (0.85)	-0.55 (1.01)	-1.46 (1.14)	-1.70⁺ (1.00)
丧偶年龄						
50～59 岁丧偶	0.21 (0.44)	0.91 (0.74)	-0.20 (0.54)	0.56 (1.08)	0.00 (0.71)	0.11 (0.79)
60 岁及以上丧偶	-0.45 (0.51)	0.29 (0.87)	-0.76 (0.64)		-0.70 (0.94)	-0.66 (0.68)
青少年期特征						
16 岁之前居住地	0.35 (0.62)	1.56 (1.21)	-0.10 (0.74)	-0.74 (1.66)	0.17 (1.13)	0.67 (0.87)
15 岁之前健康状况	0.71⁺ (0.37)	-0.87 (0.65)	1.34** (0.45)	0.74 (0.86)	0.40 (0.63)	0.94⁺ (0.56)

续表

	全部	男性	女性	50～59 岁	60～69 岁	70 岁及以上
	模型 1	模型 2	模型 3	模型 4	模型 5	模型 6
生活习惯						
饮酒	0.18	-0.64	0.86	0.30	0.45	0.15
	(0.39)	(0.59)	(0.53)	(1.03)	(0.68)	(0.56)
吸烟	0.11	-0.02	-0.21	0.71	0.12	-0.20
	(0.42)	(0.66)	(0.56)	(1.05)	(0.84)	(0.56)
参与社会活动	-0.51	-1.43*	-0.15	-0.91	-0.33	-0.48
	(0.32)	(0.56)	(0.38)	(0.75)	(0.57)	(0.46)
社会支持						
子女数量	-0.03	-0.25	0.04	-0.24	0.08	-0.00
	(0.10)	(0.19)	(0.12)	(0.32)	(0.19)	(0.13)
与子女同住	-0.55+	-0.33	-0.67+	-0.71	0.43	-1.22*
	(0.33)	(0.57)	(0.40)	(0.83)	(0.57)	(0.48)
人口特征						
户口	-1.43**	-2.03*	-0.98	-1.17	-2.21*	-0.89
	(0.51)	(0.97)	(0.61)	(1.42)	(0.91)	(0.74)
年龄组						
60～69 岁	-0.89+	-1.74*	-0.38			
	(0.49)	(0.85)	(0.61)			
70 岁及以上	-1.39*	-2.15*	-0.93			
	(0.58)	(0.96)	(0.72)			
受教育程度						
小学	-0.63+	1.09	-1.42**	-1.43	-1.15+	-0.03
	(0.37)	(0.70)	(0.45)	(0.90)	(0.64)	(0.55)
初中	-2.14***	-1.77+	-1.48+	-2.76*	-2.81**	-1.06
	(0.60)	(0.91)	(0.83)	(1.19)	(1.03)	(1.08)
高中及以上	-1.86*	-0.45	-2.08*	-3.08*	-2.81+	-0.06
	(0.78)	(1.22)	(1.02)	(1.45)	(1.69)	(1.19)
工作	0.36	0.36	0.37	0.97	0.22	0.03
	(0.37)	(0.63)	(0.46)	(0.82)	(0.64)	(0.58)
个人收入	0.02	0.11	-0.02	0.01	0.16*	-0.06
	(0.04)	(0.08)	(0.05)	(0.10)	(0.08)	(0.06)

续表

	全部	男性	女性	50～59岁	60～69岁	70岁及以上
	模型1	模型2	模型3	模型4	模型5	模型6
地区						
中部地区	1.35***	0.27	1.81***	0.65	1.74*	1.54**
	(0.40)	(0.68)	(0.49)	(0.94)	(0.75)	(0.57)
西部地区	0.90*	-0.07	1.17*	0.92	1.10	0.86
	(0.39)	(0.67)	(0.48)	(0.92)	(0.71)	(0.56)
性别	0.92+			0.23	1.14	1.14+
	(0.48)			(1.19)	(0.92)	(0.66)
健康自评	2.22***	2.09***	2.36***	3.21***	1.88***	2.13***
	(0.20)	(0.34)	(0.24)	(0.46)	(0.34)	(0.29)
生活自理能力缺损	2.64***	1.83*	2.87***	1.64	2.52***	2.83***
	(0.39)	(0.72)	(0.46)	(1.13)	(0.70)	(0.52)
生活满意度	2.33***	2.56***	2.21***	1.60**	2.65***	2.71***
	(0.21)	(0.38)	(0.26)	(0.48)	(0.38)	(0.32)
_cons	-3.21**	-1.58	-3.19*	-2.49	-5.14**	-5.31**
	(1.15)	(1.86)	(1.29)	(2.57)	(1.94)	(1.71)
N	1346	417	929	284	455	607
R^2	0.33	0.37	0.33	0.34	0.35	0.34

注：$^+ p < 0.1$，$^* p < 0.05$，$^{**} p < 0.01$，$^{***} p < 0.001$。

模型2和模型3是分性别样本的回归结果。与丧偶5年及以上的男性相比，丧偶后再婚的男性的抑郁程度低1.85。对于女性而言，再婚与抑郁症程度之间的关系在统计上不显著。统计结果表明，男性从再婚婚姻中重新获得了婚姻对心理健康的"保护效应"，但是本研究没有在女性样本中发现这种"保护效应"。

模型4、模型5和模型6是分年龄组样本的回归结果。在50～59岁、60～69岁年龄组中，丧偶后再婚与抑郁程度的关系在统计上不显著。在70岁及以上年龄组中，与丧偶5年及以上的丧偶者比较，丧偶后再婚者的抑郁程度低1.7。

表6-8是分城乡丧偶后不同婚姻状态与抑郁程度的回归结果。

模型 1 是农村样本的回归结果，与丧偶 5 年及以上的丧偶者比较，丧偶后再婚者的抑郁程度低 1.21。模型 2 是城市样本的回归结果，丧偶后再婚与抑郁程度的关系在统计上不显著。

表 6 - 8　分城乡丧偶后婚姻状态与抑郁程度回归结果

	农村		城市	
	模型 1		模型 2	
	系数	标准误	系数	标准误
丧偶后婚姻状态				
丧偶 0 ~ 4 年	0.55	0.50	1.10	0.78
丧偶后再婚	- 1.21 +	0.72	- 0.65	1.03
丧偶年龄				
50 ~ 59 岁丧偶	0.19	0.51	0.40	0.53
60 岁及以上丧偶	- 0.30	0.62	- 0.81	0.93
青少年期特征				
16 岁之前居住地	0.44	1.55	0.48	0.64
15 岁之前健康状况	0.49	0.43	1.31 +	0.74
生活习惯				
饮酒	0.46	0.46	- 0.66	0.78
吸烟	- 0.15	0.50	0.76	0.79
参与社会活动	- 0.30	0.37	- 1.05 +	0.62
社会支持				
子女数量	0.01	0.12	- 0.08	0.21
与子女同住	- 0.43	0.39	- 0.86	0.64
人口特征				
年龄组				
60 ~ 69 岁	- 1.12 +	0.57	- 0.09	1.03
70 岁及以上	- 2.09 **	0.67	0.92	1.16
受教育程度				
小学	- 0.65	0.43	- 0.78	0.80
初中	- 2.71 ***	0.80	- 1.38	0.96
高中及以上	- 0.77	1.42	- 1.95 *	0.99

续表

	农村		城市	
	模型 1		模型 2	
	系数	标准误	系数	标准误
工作	0.35	0.40	-0.43	1.40
个人收入	0.02	0.05	0.00	0.08
地区				
中部地区	1.42 **	0.48	1.07	0.72
西部地区	1.01 *	0.45	0.26	0.80
性别	0.73	0.57	1.06	0.91
健康自评	2.21 ***	0.23	2.19 ***	0.39
生活自理能力缺损	2.95 ***	0.45	1.80 *	0.80
生活满意度	2.07 ***	0.25	3.27 ***	0.42
_cons	-2.32 +	1.32	-7.80 **	2.44
N	1028		318	
R^2	0.30		0.41	

注：$^+ p < 0.1$，$^* p < 0.05$，$^{**} p < 0.01$，$^{***} p < 0.001$。

五　丧偶后再婚与健康自评及生活自理能力

表 6 - 9 是丧偶后不同婚姻状态与健康自评的列联表，在没有控制变量的情况下，健康自评与丧偶后的婚姻状态之间没有关系。

表 6 - 9　丧偶后婚姻状态与健康自评关系

单位：人，%

丧偶后婚姻状态	健康自评结果		N	χ^2
	良好	一般和差		
丧偶 5 年及以上	21.70	78.30	871	
丧偶 0～4 年	20.76	79.24	342	0.95 ns
丧偶后再婚	18.05	81.95	133	

注：ns 统计检验不显著。

表 6-10 是丧偶后的不同婚姻状态与生活自理能力之间的关系列联表，保持丧偶状态 5 年及以上的丧偶者，生活自理能力缺损者所占的比例为 26.29%，而丧偶后再婚者中的生活自理能力缺损者所占的比例仅为 18.05%。

在加入人口特征、个人生活习惯、青少年期特征、社会支持等变量后，丧偶后的婚姻状态与健康自评、生活自理能力缺损之间的关系在统计上不显著。

之所以主观的健康自评与丧偶后的婚姻状态之间的关系不显著，可能是因为健康自评是对个体健康的一个综合性的评价指标，受个人生活习惯、家庭支持、个人经济状况等因素的综合影响。

表 6-10　丧偶后婚姻状态与生活自理能力关系

单位：人，%

丧偶后婚姻状态	生活自理能力		N	χ^2
	健康	缺损		
丧偶 5 年及以上	73.71	26.29	871	
丧偶 0~4 年	77.78	22.22	342	5.47[+]
丧偶后再婚	81.95	18.05	133	

注：[+] $p < 0.1$，[*] $p < 0.05$，[**] $p < 0.01$，[***] $p < 0.001$。

六　结论和讨论

婚姻对健康具有一定的"保护效应"。丧偶会使婚姻对健康的"保护效应"终止，丧偶后再婚有可能重新获得这种"保护效应"。本章研究丧偶后再婚对健康的"保护效应"，研究结论如下。

丧偶后再婚对中老年人心理健康的"保护效应"强于对生理健康的"保护效应"。丧偶后再婚者比丧偶 5 年及以上的人抑郁程度低，但生活自理能力和健康自评之间的关系在统计上不显著。有配偶的中老年人，在居住、照料方面对子女的依赖相对会较少，夫妻之间的精神陪伴作用会更加明显。丧偶后再婚缓解了丧偶者精神上的孤独感，使丧偶者重新获得陪伴和支持，丧偶者心理的健康状况会得到明显的改善。

丧偶后再婚对心理健康的"保护效应"存在性别差异，对男性的"保护效应"要大于对女性的"保护效应"。婚姻对老年健康确实存在显著性的保护作用（陈华帅、魏强，2009），但这种保护作用对于男性和女性的影响不同（Kiecolt-Glaser and Newton，2001；Waite and Gallagher，2001；Carr and Springer，2010），尤其是再婚家庭，男性的满意度高于女性（徐安琪、叶文振，1999）。通常女性是健康服务的提供者，男性是健康服务的受益者，这种性别角色差异造成了丧偶后再婚的男性和女性在健康上的差异（顾大男，2003）。男性比女性从婚姻中获得更多的健康益处（Wood et al.，2007）。

丧偶后再婚对心理健康的"保护效应"存在城乡差异，对农村中老年人的"保护效应"强于对城市中老年人的"保护效应"。在农村，丧偶后再婚的人抑郁程度更低。与城市相比，农村经济相对落后，农村居民受教育水平较低，农村社区职能发挥不足，文化氛围缺失（魏晓，2011），丧偶老人不能从周围社区和环境中获得情感的慰藉。尤其对于农村丧偶的老年男性来讲，他们不仅失去了伴侣，而且多选择独居，社会交往范围小，与子女的情感疏离（左冬梅，2011），再婚配偶的陪伴和照顾更多地缓解了农村老年人的心理孤独。

丧偶后再婚对中老年心理健康的"保护效应"在不同的年龄组存在差异。70岁及以上的曾经丧偶者，丧偶后再婚对其心理健康的"保护效应"大。与丧偶5年及以上者相比，丧偶后再婚的人在中老年时期的抑郁程度低。事实上，无论是在哪个年龄段丧偶，丧偶后的悲伤情绪都会影响抑郁程度，而长期处于丧偶状态、没有配偶的陪伴对身心健康非常不利。虽然随着时间的推移，丧偶者会习惯没有配偶的陪伴和照顾，生理健康和心理健康状况会处于一个比较平稳的状态，抑郁程度会逐渐减弱并消失，但是在丧偶期间丧偶者的抑郁程度还是比处于已婚状态的人高（Umberson，1992；Van Grootheest et al.，1999）。重新步入婚姻的老年人比一直保持丧偶状态的老年人的心理健康状况要好。老年群体对婚姻关系的关注度要高于中年人（Carstensen，1992），更能够从婚姻生活中体会配偶的日常生活陪伴带来的心理慰藉，而对于丧偶后再婚步入老年阶段的人，这种心理慰藉的正面作用会更加明显。随着年龄越来越大，这种陪伴的正效应会越来越明显。

尽管有一些研究认为，再婚后家庭稳定性差、家庭矛盾多，但也有研究表明，大多数再婚者对其新组成的家庭比较满意（徐安琪、王友竹，1991；金一虹，2002）。大部分人还是认可再婚对健康的"保护效应"的，这种"保护效应"在中老年时期会更加明显。丧偶者的寂寞感和孤独感不能得到消解，长期压抑，会影响老年人的身心健康。丧偶者重新组建家庭，不仅有利于老年时期的心理健康，而且通过配偶在日常生活中的互相照料，有利于老年时期的身体健康，有利于延长寿命。杜鹏和殷波（2004）通过对再婚态度的研究发现，目前处于已婚状态的老年人比丧偶老人更赞成老年人再婚，丧偶老人对再婚反而持一种反对态度。丧偶老人传统观念的改变以及民众对再婚偏见的改变，可能会降低丧偶老人再婚的阻力，促使更多的老年人再婚进而保障其身心健康。

本章有以下两方面的不足：一是缺乏长期跟踪数据，不能验证丧偶后不同时期的心理健康变化状况；二是影响心理健康的因素有很多，不能控制所有相关因素，比如婚姻质量是影响健康的重要因素，而 CHARLS 数据没有涉及婚姻质量的问题。但本研究仍然得出了一些与现实互相印证的有意义的结论。

第七章

离婚后再婚与中老年健康

伴随着社会经济的发展、女性受教育程度的提高、人口流动形势的加剧、家庭婚姻观念的改变、离婚程序的简化等因素，进入 21 世纪，我国的离婚率呈现持续上升的趋势，粗离婚率从 2001 年的 0.98‰上升到 2017 年的 3.15‰。离婚率的上升会带来一系列的社会问题，比如离婚女性及其抚养子女的贫困化，子女低毕业率、高犯罪率等（夏吟兰，2008）。就个人而言，不论是主动还是被动离婚，都会给当事人带来心理上的创伤，进而影响其身体健康状况。离婚者的精神健康状况比有配偶者差（Lindström and Rosvall，2012）、抑郁程度高（Romans et al.，2011）、自杀率高（Masocco et al.，2008）。离婚者发生心脏性猝死、心肌梗死、冠心病猝死、糖尿病等疾病的可能性更大（Holmes and Rahe，1967），离婚后的身体健康状况变差（易松国，2006）。在关于生活事件对疾病的影响的调查研究中，婚姻变故对疾病的影响最大，其中丧偶排第一，离婚排第二，分居排第三（Holmes and Rahe，1967）。

对于婚姻状况与健康之间的关系的研究主要建立在以下三个理论假设之上。一是婚姻保护理论，认为婚姻能提供有利于健康的资源（Liu and Umberson，2008）。婚姻中的夫妻共享社会资源、经济资源和心理资源，能对健康产生一定的保护机制（Martikainen and

Valkonen, 1996), 该机制通过配偶的监督和互相照顾支持, 传递有益健康的信息, 促进在婚者的健康 (Wyke and Ford, 1992), 这也被称为婚姻对健康的 "保护效应"。二是应激理论, 认为在婚姻解体的应激源的刺激下, 形成心理应激比如焦虑、恐惧、悲伤等负向情绪进而损害身体健康。三是社会选择性理论假说, 认为具有某种人格和社会特征的个体是注定要离婚的。但是, Gähler (2006) 发现无法证实这种持久性的选择效应可以解释离婚后个体幸福感的下降。Amato (2010) 认为大部分研究的结论都支持婚姻解体会对精神和身体健康产生负面的影响, 而社会选择过程可能只起到有限的作用。

婚姻对健康有 "保护效应", 离婚后再婚能够缓解离婚后个体的心理创伤, 保障个体的身心健康。本章从离婚后再婚的中老年人人手, 研究离婚后再婚与健康的关系。

一 文献综述

(一) 离婚与健康

婚姻关系的结束会导致不健康行为的发生 (Umberson, 1992), 比如开始吸烟、饮酒, 体育锻炼减少, 饮食不健康, 体重减轻, 睡眠质量差等 (Umberson, 1992; Lee et al., 2005)。丧偶和离婚的女性开始吸烟的概率是处于婚姻关系中的女性的 2 倍, 同时前者的蔬菜的摄入量减少。离婚和丧偶的男性的身体质量指数 (BMI, Body Mass Index) 会下降, 饮酒量也会相对增加 (Eng et al., 2005; Reczek et al., 2016)。

一些研究关注离婚当事人的健康, 婚姻变故对个人福利会有持久性的不利影响 (Ensel et al., 1996)。Grundy 和 Holt (2000) 认为结婚两次及以上的人, 在老年时期的健康状况更差, 发生失能的可能性更大。Hughes 和 Waite (2009) 认为, 有离婚经历的人, 即使现在处于婚姻关系中, 也比没有经历过婚姻变故的人的健康自评结果差、慢性病发病率高、活动受限制发生率高。离婚者的自杀率、精神病发病率也更高（李迎生，1997）。但也有研究认为，对于那些已经确定难以挽回的婚姻，解除婚姻关系反而对当事人是利大于弊的（张文霞、朱冬亮，2005），女性在离婚后的生活满意度反而有了提高（易松国，2006）。另一些研究关注离婚对亲人健康的影响，比如对子女和父母的影响。离婚有可能导致妇女和儿童正常生活水准的下降，对孩子健全心理的培养极为不利（Al Gharaibeh，2015；张思齐，2017）。父母离异的孩子容易产生失落、沮丧、孤独等情绪（Rappaport，2013），可能会影响孩子的算数能力和阅读能力，出现数学成绩差、容易留级等现象（Potter，2010）；但也有孩子经历父母离异后，身心依然健康成长。徐安琪、叶文振（2001）对上海500名父母离异的孩子及其家长、班主任进行的定量分析结果显示，不少孩子在家庭变故的挫折经历中成长、成熟，离婚后父母对孩子是否尽心尽责才是影响孩子健康的主要因素。

（二）离婚后再婚与健康的关系

大部分关于再婚与健康关系的研究没有严格地区分是丧偶后再婚还是离婚后再婚，不同研究的结论也不一致。有研究表明，婚姻对健康行为没有什么影响（Umberson，1992）。再婚对年轻人的健康状况有所改善，但再婚老人的自评健康结果反而差（Williams and Umberson，2004）。

与只有一次婚姻的个体比较，再婚的人发生慢性病和活动受限的可能性要大，但是在抑郁程度上没有明显差异（Waite，2009）。也有研究表明，与只有一次持续性婚姻的人相比，再婚者更抑郁、更焦虑，也更物质和更现实（Barrett，2000），而在死亡风险上没有差异（Tucker et al.，1996）。

关于对离婚者、丧偶者、未婚者的比较研究，Zhang 和 Hayward（2006）发现再婚和从未结婚的女性不会因为心血管疾病或其他原因而增加其死亡的风险。与离婚和丧偶后一直保持单身状态的人比较，再婚男性由于减少了活动量，身体质量指数（BMI：Body Mass Index）会增加。丧偶或离婚者会减少蔬菜的消费量，而再婚会增加对蔬菜的消费量，使其饮食趋于健康（Eng et al.，2005）。再婚会减少男性的饮酒量（Reczek et al.，2016），降低了慢性阻塞性肺病（COPD：Chronic Obstructive Pulmonary Disease）的发病风险（Noda et al.，2009）。再婚行为通过弥补离婚和丧偶对个体经济状况的影响，减轻个体的经济压力，从而影响到再婚者的身心健康（Wilmoth and Koso，2002）。

（三）国内再婚问题的研究

国内关于再婚与健康关系的研究不多，较多地关注再婚问题，主要集中在以下几个方面。一是再婚水平研究。再婚率有上升的趋势，经济增长会加剧这个上升趋势，再婚率还存在区域差异（Wang and Zhou，2010）。二是再婚的影响因素分析（杨记，2007）。收入、工作、住房、教育、家庭规模等因素都会影响个人的再婚决策。低收入并且健康的女性和高收入的男性再婚的可能性高，健康状况对男性再婚的影响不明显（郭艳茹、张琳，2013）。家庭规模大、家庭亲属网络规模大、隶属于大家族等因素都对再婚有正向影响（彭大松，2015）。三是现状描述，包括再婚的性别差异（石人炳，2005；高颖、张秀兰，2012）、女性的再婚困境（高颖、张秀兰，2012；黄玉琴，2015）。四是老年人再婚原因分析。再婚可以重新获得配偶的陪伴、照顾和依靠（王云飞，2011）。还有研究认为，在代际关系变迁的情况下，某些地区的老人再婚现象更多的是在传统的"反哺模式"失效后出现的一种补偿机制（李元珍，2013）。

二　数据与方法

（一）方法：工具变量法

本章根据横截面数据分析离婚后再婚与健康的关系，再婚与健康之间可能会互为因果关系，一方面健康会影响再婚的选择，另一方面再婚又反过来影响健康。这样互为因果的关系往往会产生内生性问题。如果使用 OLS 或 Logistic 回归，会导致回归的估计有误，因此本部分使用工具变量法来解决内生性问题。在本研究中，离婚后再婚是一个内生变量，为了改进估计，必须引入工具变量 Z。Z 需要满足两个条件：一是相关性，即工具变量与内生变量高度相关；二是外生性，即工具变量与扰动项不相关。工具变量法分两个阶段来完成，第一个阶段是以内生解释变量 S 对工具变量 Z 做回归：

$$S_i = \gamma_0 + \gamma_1 Z_i + \gamma_2 X_i + \varepsilon \qquad (7-1)$$

从而得到 S_i 的拟合值 $\hat{S}_i = \hat{\gamma}_0 + \hat{\gamma}_1 Z_i + \hat{\gamma}_2 X_i$。

第二阶段是以被解释变量 Y 对第一阶段回归的拟合值（$\hat{S}_i$）进行回归：

$$Y_i^* = \beta_0 + \beta_1 S_i + \beta_2 X_i + \varepsilon_i , \ Y_i = 1(Y_i^* > 0) \qquad (7-2)$$

将方程（7-2）里面的 S_i 用 $\hat{S}_i$ 替代后进行回归，得到无偏估计量。

工具变量的原理可以用图 7-1 说明。方程（7-2）的模型范围用虚线框表示，工具变量处于模型之外，表示在虚线框之外，因此完全外生。工具变量只能通过离婚后再婚来间接影响健康。如果工具变量和再婚密切相关，只要工具变量有了增量变化，就必然会对健康产生一个来自模型之外的冲击。如果离婚后再婚与健康之间真的

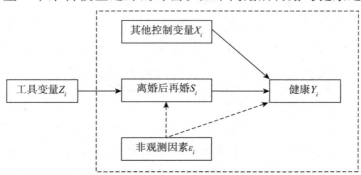

图 7-1 工具变量原理

存在因果关系，那么工具变量对离婚后再婚带来的冲击也就会传递到健康结果中。只要能够证明工具变量对健康的间接冲击在统计上显著，就可以推断离婚后再婚与健康之间有因果关系。

（二）数据和变量设置

1. 数据

本书数据来源于中国健康与养老追踪调查（CHARLS）2011～2012年全国基线调查数据。调查人数共17708人，应答率为80.51%。本章删除逻辑关系不合理及存在异常值的数据，保留有离婚经历的中老年241人。

根据国家统计局公布的2011年1‰人口变动调查样本数据，15岁及以上的人口有956619人，15岁及以上的离婚人口有12915人，离婚人口占15岁及以上总人口的比例为1.35%。因此，在被调查的17708人中，有241人曾经离婚，这样的样本规模是可以接受的。

2. 变量

（1）因变量包括抑郁程度、健康自评和生活自理能力，与前面各章节设置相同。

（2）自变量是离婚后再婚，根据以下问题获得。第一个问题是"您目前的婚姻状态"，共6个回答题项，包括已婚与配偶同住、已婚但因为工作原因暂时没有在一起居住、分居、离异、丧偶、从未结婚。第二个问题是"为什么会结束第一次婚姻"，回答题项为配偶去世、离婚两项。根据这两个问题的数据，如果一个人目前处于已婚状态但结束第一次婚姻的原因是离婚，那么就属于离婚后再婚。目前处于离婚状态的赋值为0，曾经离婚在调查时点处于婚姻状态的赋值为1。

（3）控制变量。与前面章节一样，个人生活习惯包括是否吸烟、是否饮酒、是否参与社会活动；青少年期特征包括15岁之前健康状况和16岁之前居住地（农村，城镇）；人口特征包括性别、年龄、受教育程度、工作、个人收入、地区（东部地区、中部地区、西部地区）

和户口（城市、农村）。社会支持包括是否与子女同住和子女数量。

（4）工具变量。本章选择的工具变量有两个，一个是离婚时是否有未成年子女，另一个是离婚时的年龄。这两个变量作为工具变量满足相关性和外生性两个条件。

相关性即工具变量会影响解释变量。离婚时有未成年子女的存在会影响个体的再婚行为。对于离婚后带孩子的单亲妈妈而言，孩子的抚养成本高，因而孩子的因素会加速其再婚的行为（Kuan，2015）。但因为孩子的存在，离婚的女性在婚姻市场上处于劣势，更不容易再婚（Becker et al.，1977）。在中国，无论是男性还是女性，未成年子女的存在都会激励其尽快找到另一半，重组家庭，以实现对未成年子女的双系抚养（彭大松，2015）。无论未成年子女对再婚选择产生正向还是负向影响，离婚时是否有未成年子女都会影响离婚者的再婚选择。离婚时的年龄也会影响再婚的可能性，25 岁之前离婚而且没有孩子的女性会更容易再婚（Lampard and Peggs，1999）。2000 年人口普查数据显示，离婚时年龄越小的人，越容易选择再婚（石人炳，2005）。

外生性即工具变量与结果变量之间没有直接的关联关系。离婚时是否有成年子女、离婚时的年龄与中老年时期的健康没有直接关系。尤其是早年离婚的人，离婚时的年龄、离婚时有没有未成年子女和当下的健康之间没有直接的关联关系，因此满足了工具变量的外生性条件。后面的实证结果部分分别对工具变量的内生性和外生性进行了检验（见表 7 - 1）。

表 7-1 变量定义和测量

单位：%

变量	变量定义和测量	平均值或百分比	标准差
抑郁程度	0～30	9.31	7.06
生活自理能力	0 = 生活自理能力健康； 1 = 生活自理能力缺损	14.52	
健康自评	0 = 良好；1 = 一般和差	74.27	

变量	变量定义和测量	平均值或百分比	标准差
婚姻状态	0 = 离婚；1 = 离婚后再婚	47.27	
生活习惯			
饮酒	0 = 否；1 = 是	39.83	
吸烟	0 = 否；1 = 是	46.47	
参与社会活动	0 = 否；1 = 是	56.02	
青少年期特征			
16 岁之前居住地	0 = 农村；1 = 城镇	29.87	
15 岁之前健康状况	0 = 良好；1 = 一般和差	29.46	
社会支持			
与子女同住	0 = 否；1 = 是	53.52	
子女数量	0 ~ 10	2.21	1.51
人口特征			
性别	0 = 男；1 = 女	41.91	
户口	0 = 农村；1 = 城市	42.74	
年龄	34 ~ 87	57.10	10.16
地区	0 = 东部地区；	31.95	
	1 = 中部地区；	35.68	
	2 = 西部地区	32.37	
受教育程度	0 = 文盲；	11.62	
	1 = 小学及以下；	39.42	
	2 = 初中；	26.14	
	3 = 高中及以上	22.82	
工作	0 = 其他；1 = 从事农业体力劳动	36.09	
个人收入（ln + 1）	0 ~ 11.61	4.19	4.68

三　结果

（一）描述性统计结果

在有离婚经历的 241 人中，平均抑郁程度为 9.31，74.27% 的人的健康自评结果为一般和差，14.52% 的人存在生活自理能力缺损（见表 7-1）。

一直处于离婚状态的男性，平均抑郁程度为 9.51，离婚后再婚的男性的平均抑郁程度为 8.46。一直处于离婚状态的女性，平均抑郁程度为 8.73，而离婚后再婚的女性的平均抑郁程度为 10.77。再婚后男性的抑郁程度要小于再婚后的女性（见图 7-2）。

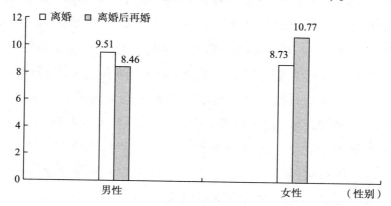

图 7-2　抑郁程度的性别差异

在农村，一直处于离婚状态的人，平均抑郁程度为 11，而离婚后再婚的平均抑郁程度为 9.92。在城市，一直处于离婚状态的人的平均抑郁程度为 7.90，而离婚后再婚者的平均抑郁程度为 8.42（见图 7-3）。

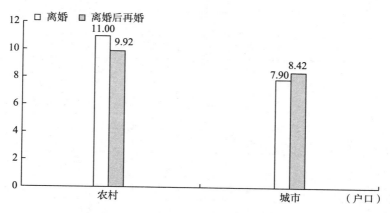

图 7-3　抑郁程度的城乡差异

（二）回归结果

1. 离婚后再婚与抑郁程度

表 7-2 是离婚后再婚与抑郁程度关系的回归结果。模型 1 是多元线性回归，结果显示离婚后再婚与抑郁程度之间在统计上关系不显著。考虑到再婚与健康之间互为因果关系以及测量可能遗漏变量等因素，离婚后再婚变量可能存在内生性。在模型 2 中引入工具变量，发现与一直处于离婚状态的人相比，离婚后再婚的人的抑郁程度下降。从表 7-2 可以看出：第一，工具变量和自变量有足够强的相关关系，在工具变量法的第一阶段回归，即在检验离婚时是否有未成年子女、离婚时的年龄和离婚后再婚之间的关系强度的回归中，F 统计量为 46.02，超过了检验标准值 10（Stock and Yogo，2005）；第二，根据德宾 - 吴 - 豪斯曼的检验结果，P 值为 0.05，可以认为解释变量离婚后再婚的确为内生变量，引入的工具变量组是适宜的。因此，有必要放弃 OLS 模型而使用工具变量法分析的结果。

表 7-2　离婚后再婚与抑郁程度关系的回归结果

抑郁程度	OLS 模型 1		2SLS 模型 2	
	系数	标准误	系数	标准误
离婚后再婚	-0.44	0.98	-3.32*	1.79
人口特征				
性别	0.47	1.27	0.69	1.25
户口	-0.72	1.61	-0.73	1.58
年龄	0.10*	0.05	0.10*	0.05
受教育程度				
小学及以下	-1.04	1.56	-0.75	1.54
初中	-2.01	1.84	-1.79	1.80
高中及以上	-4.32**	2.01	-4.35**	1.96
工作	-1.19	1.17	-0.91	1.16

续表

抑郁程度	OLS 模型 1		2SLS 模型 2	
	系数	标准误	系数	标准误
个人收入	− 0.17	0.11	− 0.17	0.11
地区				
中部地区	0.78	1.21	0.86	1.18
西部地区	− 0.17	1.22	− 0.02	1.19
青少年期特征				
16 岁之前居住地	− 1.24	1.53	− 1.71	1.51
15 岁之前健康状况	1.14	0.99	1.10	0.96
社会支持				
与子女同住	− 0.49	0.97	− 0.33	0.96
子女数量	− 0.38	0.35	− 0.16	0.36
生活习惯				
饮酒	0.74	1.04	1.07	1.03
吸烟	− 1.65	1.15	− 1.77	1.12
参与社会活动	0.28	0.95	0.68	0.95
_cons	8.13 **	4.13	8.65 **	4.05
第一阶段 F 值	/	/	46.02	
德宾 – 吴 – 豪斯曼检验	/	/	P = 0.05	
N	241		241	
R^2	0.14		0.10	

注：括号内是标准误，* $p < 0.1$，** $p < 0.05$，*** $p < 0.01$。

表 7-3 是引入工具变量后，分性别的再婚与抑郁程度的两阶段回归结果。模型 1 是有离婚经历的男性的回归结果，与一直处于离婚状态的男性相比，离婚后再婚的男性的抑郁程度下降。模型 2 是有离婚经历的女性的回归结果，离婚后再婚与抑郁程度之间的关系在统计上不显著。

表 7 – 3　分性别 2SLS 回归

抑郁程度	模型 1 男性		模型 2 女性	
	系数	标准误	系数	标准误
离婚后再婚	– 4.06 *	2.11	0.01	2.94
人口特征				
性别	7.94	5.37	2.41	6.25
户口	– 2.17	1.99	0.85	2.49
年龄	0.09	0.07	0.22 **	0.09
受教育程度				
小学及以下	0.66	2.32	– 2.47	2.00
初中	– 0.30	2.56	– 2.44	2.63
高中及以上	– 3.31	2.81	– 4.42	2.99
工作	– 1.08	1.37	– 0.71	2.02
个人收入	– 0.09	0.14	– 0.32 *	0.19
地区				
中部地区	1.67	1.66	0.14	1.67
西部地区	2.42	1.66	– 2.67	1.85
青少年期特征				
16 岁之前居住地	– 0.81	2.01	– 2.19	2.24
15 岁之前健康状况	2.89 **	1.26	– 1.36	1.41
社会支持				
与子女同住	– 1.49	1.19	1.51	1.48
子女数量	– 0.33	0.48	– 0.19	0.55
生活习惯				
饮酒	1.36	1.23	1.84	1.81
吸烟	– 2.94 **	1.31	0.57	2.11
参与社会活动	1.14	1.20	– 0.20	1.52

续表

抑郁程度	模型 1 男性		模型 2 女性	
	系数	标准误	系数	标准误
第一阶段 F 值	29.27		31.74	
德宾－吴－豪斯曼检验	P = 0.10		P = 0.54	
N	140		101	
R^2	0.15		0.25	

注：括号内是标准误，* $p < 0.1$，** $p < 0.05$，*** $p < 0.01$。

2. 离婚后再婚与健康自评

表 7 - 4 是离婚后再婚与健康自评关系的回归结果。健康自评是二分类变量，本研究使用工具变量 Probit 模型。模型 1 是普通二分 Probit 模型的回归结果，结果显示离婚后再婚与健康自评之间在统计上的关系不显著。在引入工具变量的模型 2 中：第一，满足工具变量的相关性要求，在工具变量法的第一阶段回归，即在检验离婚时是否有未成年子女、离婚时的年龄和离婚后再婚之间的关系强度的回归中，F 统计量为 44.18，超过了经验标准值 10；第二，根据德宾－吴－豪斯曼检验结果，P 值为 0.02，可以认为解释变量离婚后再婚为内生变量，引入的工具变量组是适宜的，使用工具变量法得到的结果更合适。

表 7 - 4　离婚后再婚与健康自评之间关系的回归结果

健康自评	Probit 模型 模型 1		Ivprobit 模型 模型 2	
	系数	标准误	系数	标准误
离婚后再婚	- 0.07	0.21	- 0.80 **	0.35
人口特征				
户口	- 0.09	0.33	- 0.08	0.33
年龄	0.02 **	0.01	0.02 *	0.01

续表

健康自评	Probit 模型 模型 1		Ivprobit 模型 模型 2	
	系数	标准误	系数	标准误
受教育程度				
小学及以下	− 0.05	0.36	0.01	0.35
初中	− 0.30	0.40	− 0.27	0.39
高中及以上	− 0.40	0.44	− 0.43	0.42
工作	− 0.45*	0.26	− 0.38	0.25
个人收入	− 0.01	0.02	− 0.01	0.02
地区				
中部地区	0.03	0.25	0.07	0.24
西部地区	0.22	0.26	0.25	0.25
青少年期特征				
16 岁之前居住地	− 0.08	0.31	− 0.21	0.31
15 岁之前健康状况	0.42*	0.22	0.40*	0.21
社会支持				
与子女同住	0.30	0.21	0.33*	0.20
子女数量	0.00	0.08	0.06	0.08
生活习惯				
饮酒	0.11	0.21	0.18	0.21
吸烟	0.14	0.23	0.11	0.23
参与社会活动	− 0.15	0.20	− 0.04	0.20
性别	0.54*	0.26	0.57**	0.26
_cons	− 0.74	0.88	− 0.57	0.86
第一阶段 F 值	/	/	44.18	
德宾 – 吴 – 豪斯曼检验	/	/	P = 0.02	
N	241		241	

注: * $p < 0.1$, ** $p < 0.05$, *** $p < 0.01$。

3. 离婚后再婚与生活自理能力

表 7 - 5 是离婚后再婚与生活自理能力关系的回归结果。生活自理能力变量是二分类变量,本研究使用工具变量 Probit 模型即 Ivprobit 模型来处理。模型 1 是 Probit 模型回归结果,离婚后再婚与生活自理能力缺损之间的关系在统计上不显著。在引入工具变量的模型 2 中,离婚后再婚与生活自理能力缺损之间的关系在统计上不显著。同时,Wald 检验值 P = 0. 31,说明离婚后再婚变量没有通过内生性检验,所以使用 Probit 模型的回归结果。离婚后再婚在统计上与生活自理能力缺损不相关。

表 7 - 5　离婚后再婚与生活自理能力关系的回归结果

生活自理能力	Probit 模型 模型 1		Ivprobit 模型 模型 2	
	系数	标准误	系数	标准误
离婚后再婚	0. 28	0. 24	0. 59	0. 39
人口特征				
户口	- 0. 26	0. 42	- 0. 27	0. 39
年龄	0. 03 *	0. 01	0. 03 **	0. 01
受教育程度				
小学及以下	- 0. 35	0. 33	- 0. 37	0. 31
初中	- 0. 28	0. 41	- 0. 30	0. 37
高中及以上	- 1. 28 *	0. 59	- 1. 24 **	0. 51
工作	0. 00	0. 28	- 0. 04	0. 26
个人收入	- 0. 03	0. 03	- 0. 03	0. 03
地区				
中部地区	- 0. 07	0. 32	- 0. 06	0. 27
西部地区	- 0. 02	0. 31	- 0. 04	0. 27
青少年期特征				
16 岁之前居住地	0. 49	0. 45	0. 54	0. 40

生活自理能力	Probit 模型 模型 1		Ivprobit 模型 模型 2	
	系数	标准误	系数	标准误
15 岁之前健康状况	- 0.13	0.25	- 0.13	0.24
社会支持				
与子女同住	- 0.12	0.23	- 0.13	0.23
子女数量	0.06	0.08	0.03	0.07
生活习惯				
饮酒	0.02	0.25	- 0.00	0.26
吸烟	- 0.04	0.28	- 0.03	0.27
参与社会活动	0.11	0.23	0.07	0.22
性别	0.07	0.33	0.07	0.31
_cons	- 2.37**	1.01	- 2.40***	0.90
第一阶段 F 值			8.39	
德宾 - 吴 - 豪斯曼检验			$P = 0.31$	
N	241		241	

注:* $p < 0.1$,** $p < 0.05$,*** $p < 0.01$。

四 结论和讨论

婚姻对健康具有一定的"保护效应",婚姻的解体对个人的情绪、身心健康会产生不同程度的影响。本章分析离婚后再婚对健康的"保护效应",通过工具变量解决离婚后再婚与健康之间的互为因果关系以及变量内生性问题。研究发现,离婚后再婚的人抑郁程度更低,健康自评结果更好,但是离婚后再婚与生活自理能力缺损之间的关系并不显著。离婚后再婚对男性的心理健康有一定的促进作用,女性离婚后再婚与其心理健康之间没有显著的相关关系。

离婚后再婚的人抑郁程度更低,健康自评结果更好,这一结论验证了婚姻对健康具有一定的"保护效应"。婚姻解体会影响个体的心理健康，离婚过程中夫妻间的矛盾冲突甚至会转化成家庭暴力（Mazur and Michalek，1998）。这些负面行为、情感经历和孩子的抚养问题交织，增加了离婚者的焦虑感和负向情绪。再婚会修复这种情感和生活中的损失，使其重新获得婚姻生活的益处（Waite，2009）。婚姻提供了亲密的陪伴关系、夫妻之间的情感互动、日常生活的互助，满足了个体的情感需求，提升了个体的幸福感和满足感。对于离婚后再婚的中老年人而言，配偶的社会支持非常重要。与一直处于离婚、丧偶状态的人相比，离婚后再婚的中老年人很少从子女那里获得更多照顾（Hu and To，2018）。配偶之间互相提供情感支持（同理心和爱）、器械支持（资源和帮助）、信息支持（建议）、评价支持（回馈）（Kane，2013），这些支持会减轻个体的生活压力和抑郁程度，增加其对亲密关系的信任。虽然离婚会破坏或削弱社会支持网络，但离婚后再婚能够重新获得婚姻中的社会支持网络，从而促进心理健康。

离婚后再婚与抑郁程度之间的关系存在性别差异。离婚后再婚的男性抑郁程度更低，离婚后再婚与女性的抑郁程度不相关。离婚后，男性的日常起居生活会变得没有规律，更容易酗酒。离婚后再婚的男性往往会获得妻子更多的日常照料，妻子会管理丈夫的健康生活行为，比如饮酒、吸烟、吃药，以及睡眠状况（Umberson，1992；Umberson et al.，1996）。妻子会照顾丈夫的日常生活起居，管理丈夫的医疗保健，再婚后男性获得了婚姻中的生活照顾，这会使得离婚后再婚男性的抑郁程度降低。离婚后再婚与女性的抑郁程度之间在统计上不相关，这可能是因为女性在婚姻中获得更多的是经济方面的改善，与男性相比，婚姻生活质量对女性生活的满意度、心理福利的改善更重要（Proulx et al.，2010）。

与一直处于离婚状态的人相比，离婚后再婚的人健康自评结果更好。再婚后健康自评结果较好，除了获得情感支持、减少抑郁情绪外，也可能是因为再婚后抑郁程度下降，提升了个体对健康自评状态的评价。婚姻关系中，夫妻共享社会支持网络和社会资源，共担家庭经济负担，共同面对生活风险（Murray，2000）。婚姻增加了医疗保健用品的使用机会，配偶会互相提供健康知识，监督不健康行为比如酗酒、吸烟、滥用药物等，而且婚姻可能增加了个人财富（Hirschl et al.，2003）。婚姻关系中提供的各种有益于健康评价的资源和支持，会缓解离婚给个体造成的负面影响，提升离婚后再婚者对健康自评的评价。

离婚后再婚与生活自理能力缺损之间的关系在统计上不显著。虽然婚姻对健康存在一定的"保护效应"，但再婚可能存在选择性问题，不健康的人进入再婚市场的可能性较小，健康的人更有可能再次结婚（Joutsenniemi et al.，2006）。虽然离婚后再婚的人可能会存在生活自理能力缺损的问题，但能够再婚的人的身体健康状态会更好，这可能抵消了离婚后再婚与生活自理能力缺损之间的关系。

本章还存在以下不足之处。一是样本量少，可能会影响研究结果的稳定性。二是虽然使用工具变量部分地解决了内生性问题，但是选择性问题并没有得到很好的解决。本章使用的是目前的健康状况，而不是离婚时的健康状况，无法检验是否健康的人更有可能选择再婚。三是由于数据所限，无法获得个人性格特征、婚姻质量、离婚原因等变量。这些是影响健康的重要因素，在以后的研究中需要做进一步分析。

第八章

工作状况与中老年心理健康

　　工作是重要的社会活动之一，不仅是个人谋生的手段，也是实现个人社会价值的手段。工作具有能够满足个人心理需求的"潜功能"，比如社会交往、参与集体目标、社会地位认同、个人社会价值感等（Jahoda，1982）。失业会影响个人的生活满意度，也会对个人的心理健康带来负面的影响。工作性质、工作环境和工作稳定性会影响工作者的健康状况。比如教师、医务工作者、军人、列车乘务员、石油工人等职业，由于其所处的工作环境和工作的特殊性，患有职业病的概率更高，工作压力带来的心理健康风险更大。国外大量的研究表明，临时工、非合同工人或非全职劳动者的工作满意度、主观幸福感和心理健康状况低于拥有正式工作合同的全职劳动者（Dolan et al.，2008）。在中国，一个不可忽略的要素就是单位组织，体制内和体制外单位组织的差异也会影响劳动者的身心健康。

　　工作状况是代表个人经济身份地位的一个非常重要的指标，工作暗含了个人的可利用资源、社会声望、身份地位和社会网络。工作本身附带的这些信息，会给个人造成一系列的心理压力进而影响个人健康（Lynch and Kaplan，2000）。另外，失业对身心健康有不利的影响。随着非正规就业（不确定的雇佣）越来越普遍，只是简单地讨论就业与失业导致的健康后果差异的意义并不大（Benach et al. , 2000；Dooley et al. , 2000；Kivimaki et al. , 2003；Virtanen et al. , 2003）。不确定性、不稳定的工作带来的健康后果更值得去研究。

在法制化程度较高的发达国家，虽然大部分人受雇于中小私营企业，但雇佣关系受法律和雇佣合同的保护；而在发展中国家，非正式就业的比例非常高，且缺少明确的劳工合同（Benach et al. , 2007）。不同于西方国家的政治经济环境，中国稳定就业与临时就业的差异主要体现为在体制内就业还是在体制外就业，本章从体制内外就业的角度来研究中老年人的心理健康。

一　概念区别界定

本章主要从工作是否稳定的角度研究中老年健康。首先要对非正规就业、临时就业和体制内外就业的概念进行界定。

（一）非正规就业

非正规就业是国际劳工组织在 20 世纪 70 年代提出的概念，最初称"非正规部门就业"，后来非正规就业不仅包括在非正规部门就业，也包括在正规部门的非正规就业（Hussmanns，2001），如正规部门里的短期临时性就业、非全日制就业、劳务派遣就业等。非正规就业一般包括非全日制就业、临时就业、独立就业和派遣就业。

根据国际劳工组织的定义，结合我国劳动力市场的特征，我国学者对非正规就业的定义提出了不同的观点。一种观点认为，非正规就业主要包括在所有制形式为私营企业和个体经营企业的就业，以及没有被纳入国家统计的就业人员（小贩、木匠、修理工、厨师、保姆、清洁工等）（彭希哲、姚宇，2004；胡鞍钢、赵黎，2006）；另一种观点认为，将私营企业全部划分为非正规就业，会高估非正规就业的规模（薛进军、高文书，2012）。

吴要武和蔡昉（2006）对非正规就业进行了更为细致的划分，认为非正规就业包括以下几类劳动者：第一类为受雇于人，没有正式合同而且不是单位的正式员工；第二类为社区的家政钟点工、为居民家庭服务的人员、劳务派遣工、小时工和临时工；第三类为社区管理和公益服务人员；第四类为受雇于人，工资支付方式为"按小时""按天""按周"发放和工资发放"无固定期限无固定金额"的劳动者；第五类为家庭帮工与自营劳动者；第六类为受雇于人且工作单位为"个体经济"性质的劳动者；第七类为在正规部门工作，但就业形式为"劳务派遣、小时工和临时工"；第八类为个体工商户。如果从事农林牧副渔业，既不算正规就业，也不算非正规就业。非正规就业者的劳动条件与所享受的福利水平显著低于正规就业者。

薛进军和高文书（2012）认为非正规就业主要包括家庭帮工、非正规部门和家庭部门中的自营劳动者、非正规部门中的雇主、从事非正规工作的雇员。他们认为非正规部门主要指个体工商户，而将私营企业和其他类型的单位与机关团体事业单位、国有及国有控股企业一样视为正规部门。张延吉和秦波（2015）沿用了这样的界定，将"没有签订劳动合同"的"雇员或工薪收入者"、"雇用10人以下的雇主"、"自营劳动者"和"家庭帮工"视为非正规就业者；将签订了劳动合同但没有参加基本养老保险或基本医疗保险的劳动者也计为非正规就业者。

虽然不同的研究对非正规就业的划分有差异，但总体上说非正规就业的特征就是工作的临时性，主要表现在工作稳定性差、收入水平低和缺乏社会保障（吴要武、蔡昉，2006）。

（二）临时就业

临时就业是与长期就业（permanent employment）或正式就业（standard employment）相对应的概念，很多时候临时就业与非正规就业的概念重叠。

Polivka 和 Nardone（1989）将临时性工作分为劳务派遣、直接雇佣、自我雇佣和季节性雇佣。劳务派遣是临时性工作最常见的形式；"直接雇佣"类似正规部门的非正规就业，即在正规部门中存在大量非常规任务需要招聘短期员工，这些组织直接雇用非正式的员工。赵健（2011）总结了 Polivka 和 Nardone（1989）以及 Gebel 和 Giesecke（2011）对临时就业的概念，认为临时就业的定义应该关注以下三点：一是雇佣关系的持续性，不管是否有合同，只要雇佣关系不是长期的，那么就是临时性就业，合同的存续是不确定的也视为临时性就业；二是工作时间，双方可以随意改变最低的工作时长；三是福利待遇，临时性工作往往不包括社会保险、非工资福利、培训费等这些福利项目。

大部分关于临时性工作的研究重点集中在劳务派遣和自我雇佣方面，对直接雇佣和季节性雇佣的研究有限（李虎、吴晶、冯志玉，2013）。

临时就业的特征同样表现在工作不稳定、工资收入低、缺乏社会保障、工作福利少、工作流动性强和自我价值感弱等方面（赵健，2011）。

（三）体制内就业和体制外就业

分体制内外的劳动力市场是我国劳动力市场的特点之一。改革开放之前，城乡二元化社会将劳动力市场分割成农村和城市两个部分，此后的经济体制改革并没有完全消除这种分割，使得这种分割逐渐演变为体制内劳动力市场和体制外劳动力市场（赖得胜，1996；李萍、刘灿，1999）。承载体制内劳动力的体制内部门，是计划经济时期单位体制的产物。在传统的单位体制框架下，单位组织一般分为政府机关单位、事业单位、国有企业和集体企业。由于"制度惯性"的存在，这些单位组织在改革后仍然延续了原来的体制特征（武中哲，2007），如收入稳定、奖金福利水平高、社会保障齐全、工作稳定性高、进入壁垒高（崔钰雪，2013）、有较高的社会声望

（吴愈晓、王鹏、黄超，2015）。相反，体制外部门的流动性大、就业安全性低、工资水平不稳定、社保覆盖率低、工作稳定性差、进入壁垒低（崔钰雪，2013）。因此，对"体制内工作"的需求一直处于高涨状态。

对于体制内就业部门和体制外就业部门的划分，学者的研究也存在分歧。韩丹（2010）认为"体制内"就业是指在政府、国家事业单位、国有企业就业；"体制外"就业是指在外资企业、合资企业、私营/民营企业中就业或者从事个体经营。崔钰雪（2013）将体制内劳动力市场界定为体制内单位，即国家机关、事业单位和国有企业中的固定用工；将体制外劳动力市场界定为体制外单位，即私营企业、外资企业、外资主导的合资与合营企业用工市场，以及体制内单位即国家机关、事业单位和国有企业中的灵活用工市场，农民工是这个市场的重要主体。吴愈晓等（2015）将在党政机关、国有控股企业、国有和集体单位、事业单位、社会团体以及居/村委会就业归为体制内，其他则归为体制外 。

体制外部门就业流动性大、就业安全性低、工资水平不稳定、社保覆盖率低、工作稳定性差（崔钰雪，2013）。体制内外就业存在巨大差异，这也是本章关注体制内外就业的原因。

（四）体制内外工作划分

以上关于非正规就业、临时就业和体制外就业的界定，存在很多交叉和相似之处，他们的共同特征是工作稳定性差、工作安全度低。本章综合以上的划分，同时根据问卷中对受雇类型的分类，对在体制内外工作者进行以下划分：体制内工作者主要包括受雇于政府部门、事业单位的正式员工，国有企业、国有控股企业、集体所有制企业和集体控股企业的员工；体制外工作包括受雇于非营利机构、个体户、农户、居民户、私营个体企业、私人控股企业、外商独资企业、中外合资企业和其他联营企业的劳动者。

二 影响路径解释

（一）临时性工作的不稳定性

临时性工作对健康的影响可能是临时性工作的不稳定性决定的（Benach et al.，2000），工资收入低、工作时间的不连续、工作缺少安全感、福利水平低、在职培训不足、工作环境差、社会保障和权力缺失等，这些是潜在的损害健康的因素（Ferrie，2001；Benach et al.，2007；Benach et al.，2014）。工作不安全对生理和心理健康均有负向的影响（Waenerlund et al.，2011），如健康自评差、精神病发病率高（Ferrie et al.，2005）。临时性工作不仅增加了失业的风险，还增加了工作的不安全性和不稳定性，这些都会加强临时性工作对健康的负面影响。

（二）临时性工作的工作环境差

临时性工作往往意味着工作环境差、繁重的体力劳动、事故风险高和暴露在有害物质之下。临时性工作者从事的工作往往单调重复、缺少技术含量、工作自主性很低、处于严格的监控之下，经常会出现非正常工作时间和非计划工作时间（McGovern et al.，2004；Gash et al.，2007）。不适宜的工作条件和工作环境会形成对身体和精神的健康压力（Klein and Vuuren，1999；Virtanen et al.，2005；Scherer，2009；Cottini and Lucifora，2010）。

（三）临时性工作的社会保障和福利制度缺失

不同研究中关于稳定工作与健康之间的关系分析存在差异，可能与劳动力市场状况、健康和安全规范、福利和社会保障程度相联系（Scherer，2009；Ehlert and Schaffner，2011；Cottini and Lucifora，2013）。在福利制度水平较高的欧洲国家，比如芬兰和英国，临时的工作不一定会带来健康状况较差的后果（Rodriguez，2002；Virtanen et al., 2003、2005；Bardasi and Francesconi，2004；Virtanen et al.，2005），但在政府承担的社会保障责任相对较少的国家比如法国、希腊、德国、意大利、葡萄牙和西班牙（Rodriguez，2002；Ehlert and Schaffner，2011；Cottini and Lucifora，2013），临时性工作往往带来对健康不利的后果。

三　研究方法及变量处理

（一）倾向值匹配方法

倾向值匹配方法是分析因果关系的主要工具之一，该方法通过控制倾向值来避免选择性误差对因果关系的影响，从而保证因果关系的可靠性（胡安宁，2015）。

操作过程是将样本个体分为处理组和控制组，通过对多维可观察的控制变量打分以实现降维处理；然后对单一维度的倾向分进行匹配，找到具有相同变量特征的处理组与干预组；在控制选择性偏差的情况下，通过平均处理效应（Average Treatment Effect on Treated，ATT）计算，准确估计参与者平均参与的净效应。根据本章的研究对象，匹配方法就是从没有在体制内工作过的样本中选择一个与在体制内工作的相似的样本进行比较，尽量保持两者其他特征的相似性。处理组的平均处理效应为：

$$ATT = E[Y(1) \mid D = 1] - E[Y(0) \mid D = 1]$$

式中，$D=1$ 表示受处理状态，$Y(1)$ 表示受体制外就业影响的心理健康结果，$Y(0)$ 表示没有受体制外就业影响的心理健康结果。

倾向值匹配方法需满足条件独立性假设和共同支撑域假设：在给定协变量 X 的情况下，条件独立性假设要求将研究对象被分配到实验组或对照组与潜在结果无关；共同支撑域假设要求有某种特征的研究对象要同时出现在实验组和对照组中。

具体步骤如下。

第一，协变量的选择。在选择协变量时，不能仅仅依靠显著性来判断，而需要根据研究经验及相关文献的研究结果综合考虑来选择协变量。Rubin 和 Thomas（1996）建议倾向值匹配模型中应该纳入所有与处理变量有关的变量，而不考虑变量与结果变量之间的关系。也有研究认为应该只纳入混淆变量（confounder），即纳入那些既与结果变量相关，也与处理变量相关的变量（胡安宁，2015）。Brookhart 等人（2006）认为不仅混淆变量需要纳入模型，与处理变量没有关系但是与结果变量相关的协变量也应该纳入模型。具体协变量的选择还需要根据各学科的专业知识进行判断。

本章在进行协变量的选择时，不仅考虑混淆变量，同时考虑到只影响结果变量的变量。

第二，预测倾向值。根据选择的协变量，将这些变量作为控制变量，处理变量作为因变量进行模型构建。使用 Logistic 或 Probit 模型来计算倾向得分，得分一般分布在 0~1 区间，表示对象被分配到实验组或对照组的概率。

第三，选择匹配方法。常用的匹配方法包括最近邻匹配、半径匹配和核匹配三种。最近邻匹配法是选择与实验组得分最为接近的对照组作为匹配对象；半径匹配法是在最近邻匹配法的基础上加入一个匹配得分差异的最大容忍值，在这个得分差值范围内选择一个距离最近的对照组进行匹配；核匹配法是一种非参数匹配方法，选择所有对照组匹配得分的加权均值与实验组进行匹配，根据实验组匹配得分距离计算匹配权数，距离越近，权重越大。

第四，均衡性检验。应用倾向值匹配法前后需评价组间的均衡性好坏，协变量的均衡性好坏是衡量倾向得分法成败的关键。一般用来评价均衡性的好坏的方法是假设检验，标准化差异是 Flury 和 Riedwyl（1988）提出的评价均衡性的方法。

第五，估计处理效果。对匹配后的数据集选择恰当的分析方法来估计处理效应。因匹配后的处理组和对照组之间的协变量已达到均衡，此时数据可被当作近似随机化的，假如选择的统计分析方法是合适的就可得到真实可靠的处理。

（二）变量的处理和选择

（1）处理变量：处理变量有两个，一是目前仍在工作且受雇于体制内或体制外；二是现在不工作但曾经受雇于体制内或体制外。

（2）结果变量：抑郁程度和生活满意度，变量处理与前章相同。

（3）协变量：针对目前有工作且属于受雇状态的被调查者，调查问卷中包括了被访对象目前工作单位的福利状况。因此分析目前是否在体制内外工作和心理健康状况之间的关系时，协变量选择包括目前单位提供的福利和社会保障状况、是否有养老保险、是否有医疗保险、是否有失业保险及其单位的福利数量。

对于目前没有工作但曾经工作的被访对象，调查问卷没有涉及其单位的福利状况，因此在对曾经工作的样本进行分析的协变量中，没有单位提供的福利和社会保障状况变量。

其他协变量有年龄、性别、婚姻状态、受教育程度、个人收入、地区、饮酒、吸烟、参与社会活动、16岁之前居住地、15岁之前健康状况、户口与受教育程度的交互项即户口＊受教育程度。在后面的分析过程中，为了保证匹配的均衡，以上协变量在预测倾向指数的回归结果中会有取舍，与前面章节的结果呈现有所不同。本章新增变量定义见表8-1，其他变量定义与前面章节相同，此处不再定义。

表8-1 变量定义

变量	变量定义
抑郁程度	0～30
生活满意度	1～5（1＝很不满意；5＝很满意）

变量	变量定义
养老保险	0 = 没有；1 = 有
医疗保险	0 = 没有；1 = 有
失业保险	0 = 没有；1 = 有
福利数量	0 ~ 7
户口 * 受教育程度	0 ~ 10

四 目前受雇者的工作状况与心理健康

调查数据显示，目前仍然处于受雇状态的中老年有 1298 人，年龄在 50 ~ 69 岁。在进行倾向值匹配的过程中，在根据协变量进行处理组和对照组的匹配时，需要保证匹配前后处理组和实验组的匹配结果均衡。本研究在纳入混淆变量和影响结果的变量之后，不能保证匹配后各协变量的匹配结果均衡，不能保证估计结果的准确性。经过多次匹配试验，最后纳入的变量包括年龄，户口，受教育程度，单位是否提供养老保险、医疗保险和失业保险，单位提供的福利数量，是否参与社会活动和 16 岁之前居住地，以及户口与受教育程度的交互项，使用最近邻匹配、半径匹配和核匹配方法，协变量在处理组和对照组之间实现了组间均衡。三种匹配结果均相似，本部分只显示最近邻匹配的匹配前后果（见表 8 - 3）。

（一）估计倾向值

首先，采用 Logistic 模型估计倾向值，因变量为现在是否在体制外工作的二分类变量，在体制外工作取值为 1，体制内工作取值为 0；协变量为影响体制内外工作的影响因素。表 8 - 2 的数据表明 Logistic 回归结果拟合较好（LRchi2 = 522. 18，p = 0. 000，$Pseudo \ R^2 =$ 0. 38）。城市户籍、受教育程度高、单位有养老保险、享受福利项目数量多都与在体制内工作的概率显著相关。城市户籍、受教育程度高、单位有养老保险、享受福利数量多的在体制内工作的可能性要高于在体制外工作的可能性。虚拟 R^2 的数值达到38%，可以看出模型中纳入的协变量能够比较显著地预测是否在体制外工作的可能性。

表 8－2　预测倾向指数的 Logistic 回归结果

	是否在体制外工作	
	回归系数	标准误
年龄	－ 0.06 **	0.02
户口	－ 2.50 ***	0.69
受教育程度	－ 0.57 ***	0.10
养老保险	－ 1.26 **	0.42
医疗保险	－ 0.51	0.50
福利数量	0.16 +	0.09
失业保险	0.76	0.57
参与社会活动	－ 0.31	0.19
16 岁之前居住地	0.14	0.22
户口 * 受教育程度	0.06	0.13
_ cons	8.54 ***	1.41
N	1298	
LR chi2	522.18	
Prob > chi2	0.000	
Pseudo R^2	0.38	

注：+ $p < 0.1$，* $p < 0.05$，** $p < 0.01$，*** $p < 0.001$。

（二）倾向值匹配前后的均衡性检验

根据协变量匹配后应通过的平衡性检验，确认各协变量在"再抽样"后的两组中不存在显著差异，即获得类似于随机实验的设计效果。

1. 结果变量是抑郁程度，匹配前后均衡性检验

表8－3提供了结果变量是抑郁程度时各协变量匹配后的两组均值差异、标准偏差、偏差削减结果以及T统计量。在匹配之前，在体制外工作的人员中，16%是城市户口，84%是农村户口；而体制内工作的员工中有79%为城市户口，有21%为农村户口。出现体制内工作的农业户口数据大概是因为在本研究中的体制内工作包括了城镇和乡村的集体所有制企业。体制内工作人员的受教育程度高于体制外工作人员。在体制内工作的员工，21%的人员享有养老保险，18%的享有医疗保险，11%的享有失业保险；而在体制外工作的员工，对应比例分别为4%、4%和2%。

在匹配之前，体制内和体制外人员的协变量之间存在显著差异。采用最近邻匹配后，各变量均值的偏差下降了50%以上，两组变量的标准偏差均控制在10%以下，表示各协变量的均衡效果好，处理组和对照组的某些个体特征差异得以控制。

表8－3　结果变量为抑郁程度，匹配前后协变量均值
偏差及组间差异检验（最近邻匹配法）

变量	匹配前后	平均值		标准偏差（%）	偏差下降（%）	t-test	
		体制外	体制内			t	p > t
年龄	匹配前	56.48	55.75	16.7		2.45	0.014
	匹配后	56.5	56.83	－ 7.7	54.2	－ 1.70	0.090
户口	匹配前	0.16	0.79	－ 164.0		－ 24.96	0.000
	匹配后	0.17	0.17	0.0	100.0	－ 0.00	1.000
受教育程度	匹配前	3.76	5.99	－ 127.0		－ 18.60	0.000
	匹配后	3.79	3.78	0.9	99.3	0.18	0.855
养老保险	匹配前	0.04	0.21	－ 51.7		－ 9.49	0.000
	匹配后	0.04	0.04	1.9	96.4	0.68	0.494
医疗保险	匹配前	0.04	0.18	－ 47.9		－ 8.86	0.000
	匹配后	0.03	0.03	0.7	98.6	0.25	0.805

续表

变量	匹配前后	平均值		标准偏差（%）	偏差下降（%）	t-test	
		体制外	体制内			t	p > t
福利数量	匹配前	0.51	0.54	−3.5		−0.51	0.612
	匹配后	0.48	0.57	−8.4	−143.5	−1.74	0.082
失业保险	匹配前	0.02	0.11	−38.1		−7.22	0.000
	匹配后	0.02	0.01	2.8	92.5	1.23	0.219
参与社会活动	匹配前	0.48	0.71	−48.5		−7.02	0.000
	匹配后	0.48	0.47	1.7	96.6	0.36	0.721
16 岁之前居住地	匹配前	0.09	0.37	−70.1		−12.20	0.000
	匹配后	0.09	0.08	3.8	94.6	1.20	0.231
户口 * 受教育程度	匹配前	0.83	4.98	−168.3		−27.99	0.000
	匹配后	0.84	0.79	2.0	98.8	0.56	0.574

注：由于使用最近邻匹配、半径匹配和核匹配后的结果类似，因此仅以最近邻匹配法为例分析样本匹配效果。

　　图 8-1 是匹配前后的密度函数图。匹配后，体制外工作组和体制内工作组的倾向值分布得到了很大程度的改善，满足了共同支撑域假设。匹配后在很大程度上降低了处理组与控制组特征变量的初始差异。

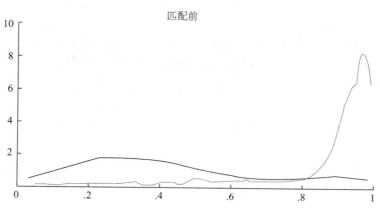

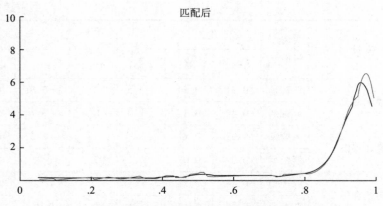

图 8 - 1　结果变量为抑郁程度时的匹配前后密度函数

2. 结果变量为生活满意度，匹配前后均衡性检验

表 8 - 4 提供了结果变量为生活满意度时的匹配前后结果。在匹配之前，在体制外工作的人员 17% 是城市户口，83% 是农村户口；而体制内工作的员工 81% 为城市户口。体制内工作成员的受教育程度均值为 6.01，高于体制外工作人员的 3.79。体制内工作人员有 22% 享有养老保险、19% 享有医疗保险、12% 享有失业保险；而体制外工作人员的三种保险对应比例分别为 4%、4% 和 2%。

在匹配之前，体制内人员和体制外人员的协变量存在显著差异。采用最近邻匹配后，两组变量的标准偏差均控制在 10% 以下，各协变量的均衡效果好，处理组和对照组的一些个体特征得到了控制。匹配前后的密度函数图（见图 8 - 2）也证实匹配是成功的。

表 8 - 4　结果变量为生活满意度，匹配前后协变量均值偏
差及组间差异检验（最近邻匹配）

变量	匹配前后	平均值		标准偏差（%）	偏差下降（%）	t-test	
		体制外	体制内			t	p > t
年龄	匹配前	56.52	55.81	16.3		2.33	0.020
	匹配后	56.54	56.94	-9.1	44.0	-1.98	0.048

续表

变量	匹配前后	平均值		标准偏差（%）	偏差下降（%）	t-test	
		体制外	体制内			t	p > t
户口	匹配前	0.17	0.81	-163.7		-24.16	0.000
	匹配后	0.17	0.16	3.9	97.6	0.87	0.385
受教育程度	匹配前	3.79	6.01	-128.3		-18.30	0.000
	匹配后	3.82	3.83	-0.6	99.6	-0.12	0.908
养老保险	匹配前	0.04	0.22	-52.7		-9.39	0.000
	匹配后	0.04	0.05	-1.6	96.9	-0.54	0.587
医疗保险	匹配前	0.04	0.19	-48.4		-8.67	0.000
	匹配后	0.04	0.05	-2.8	94.2	-0.93	0.355
福利数量	匹配前	0.52	0.54	-1.9		-0.27	0.784
	匹配后	0.49	0.52	-2.7	-43.2	-0.55	0.580
失业保险	匹配前	0.02	0.12	-38.5		-7.06	0.000
	匹配后	0.02	0.02	-0.4	98.9	-0.16	0.875
参与社会活动	匹配前	0.49	0.71	-47.5		-6.73	0.000
	匹配后	0.49	0.45	8.3	82.5	1.71	0.087
16 岁之前居住地	匹配前	0.09	0.38	-70.8		-11.95	0.000
	匹配后	1.09	1.08	3.2	95.5	0.97	0.335
户口 * 受教育程度	匹配前	0.88	5.03	-168.3		-27.03	0.000
	匹配后	0.89	0.81	2.9	98.2	0.77	0.441

注：由于使用最近邻匹配、半径匹配和核匹配后的结果类似，因此仅以最近邻匹配法为例分析样本匹配效果。

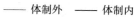

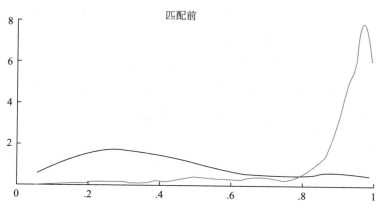

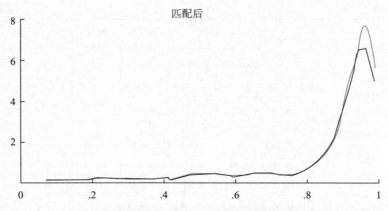

图 8－2　结果变量为生活满意度时匹配前后密度函数

（三）倾向值匹配分析结果

分别采用最近邻匹配法、半径匹配法和核匹配法三种方法匹配后，为克服潜在的小样本偏误对结论的影响，本研究运用自抽样法重复 200 次检验估计效应的统计显著性和标准误。自抽样法能够充分利用给定的观测信息，不需要模型其他的假设和增加新的观测，能够确保计量结果的稳健性，并据此进行统计推断。

结果变量为抑郁程度时，三种匹配方法使用的个体数量是不同的，最近邻匹配和核匹配只有 1285 个个体能够使用；采用半径匹配时，涉及的个案数量是 619 个。不同匹配方法得到的平均处理效应（ATT）基本相同，均为 2.12，说明体制外工作对受雇者的抑郁程度的影响效应显著。相对于体制内工作的受雇者，体制外受雇者的抑郁程度增加了 2.12。而使用最小二乘法（运用自抽样法重复 200次）得到的个案数量有 1298 个。相对于体制内工作的受雇者，体制外受雇者的抑郁程度仅增加了 0.76。因此，如果不考虑样本选择问题，应用最小二乘法计量的抑郁程度将造成较大的选择性偏差（见表 8－5）。

结果变量为生活满意度时，通过三种匹配方法所使用的样本数量不相同，最近邻匹配和核匹配有 1207 个个案能够使用；采用半径匹配时使用的个案数量只有 1120 个。不同的匹配方法得到的平均处理效果 (ATT) 均为 -0.17，体制外工作对受雇者的抑郁程度的影响效应显著。相对于体制内工作的受雇者，体制外受雇者的生活满意度下降了 0.17。本研究使用传统的最小二乘法（运用自抽样法重复 200 次）得到的个案数量有 1220 个，与体制内工作的受雇者相比，体制外受雇者的生活满意度下降了 0.18。使用传统的回归结果与倾向值匹配后的结果基本相同（见表 8 - 6）。

表 8 - 5　基于 PSM 模型的体制外工作抑郁
程度估计结果 （Bootstrap 200）

	体制外	体制内	ATT	Bootstrap Std. Err	z	P > |z|
最近邻匹配 （1:1）	1003	282	2.12	0.306	6.63	0.000
半径匹配 （0.005）	490	129	2.12	0.303	6.98	0.000
核匹配	1003	282	2.12	0.304	6.99	0.000
最小二乘法	1015	283	0.76	0.422	1.81	0.071

表 8 - 6　基于 PSM 模型的体制外工作生活满意度
估计结果 （Bootstrap 200）

	体制外	体制内	ATT	Bootstrap Std. Err	z	P > |z|
最近邻匹配 （1:1）	935	272	-0.17	0.04	3.98	0.000
半径匹配 （0.005）	879	241	-0.17	0.05	3.59	0.000
核匹配	935	272	-0.17	0.05	3.65	0.000
最小二乘法	947	273	-0.18	0.06	3.03	0.002

五　曾经于体制外工作与心理健康

现在不工作但曾经在体制外工作，是否会长期影响曾经受雇者的心理健康状况呢？根据健康累积劣势理论，曾经在体制外工作的"工作劣势"可能会延续到中老年期。本研究仍然使用倾向值匹配方法研究曾经在体制外工作与心理健康之间的关系。

使用最近邻匹配、半径匹配和核匹配后，协变量在处理组和对照组之间实现了组间均衡。三种匹配结果相似，本部分只显示最近邻匹配的匹配前后结果（见表8-8、表8-9）。

（一）估计倾向值

与上节内容操作一致，首先采用 Logistic 模型估计倾向值，因变量为是否曾经在体制外工作，曾经在体制外工作的设值为1，曾经在体制内工作的设值为0，表8-7的数据表明 Logistic 回归结果拟合较好（LRchi2 = 546.39，p = 0.000，$Pseudo\ R^2 = 0.29$）。女性、农村户口、受教育程度低、个人收入水平低的在体制外工作的可能性要高。虚拟 R^2 的数值为29%，可以看出模型中纳入的协变量能够比较显著地预测是否曾经在体制外工作的可能性。

表 8 - 7　预测倾向指数的 Logistic 回归结果

	是否曾经在体制外工作	
	回归系数	标准误
年龄	- 0.27 **	0.10
年龄平方	0.00 *	0.00
户口	- 1.69 ***	0.19
受教育程度	- 0.24 ***	0.10
性别	0.55 **	0.21
婚姻状态	0.67 **	0.19
个人收入	- 0.16 ***	0.02
地区		
中部地区	- 0.18	0.17
西部地区	- 0.17	0.18

续表

	是否曾经在体制外工作	
	回归系数	标准误
15 岁之前健康状况	− 0.06	0.06
16 岁之前居住地	0.54 **	0.09
吸烟	0.21	0.06
饮酒	0.29	0.18
参与社会活动	− 0.01	0.15
_ cons	13.36 ***	3.53
N	1662	
Log likelihood	− 667.4002	
LR chi2	546.39	
Prob > chi2	0.000	
Pseudo R^2	0.29	

注:$^+ p < 0.1$,$^* p < 0.05$,$^{**} p < 0.01$,$^{***} p < 0.001$。

(二) 匹配前后均衡性

1. 结果变量是抑郁程度,匹配前后的均衡性检验

表 8 - 8 是协变量匹配前后的均值、标准偏差、偏差削减及 T 统计量的结果。在匹配之前,曾经在体制外工作的人员,55% 为女性,56% 的户籍是城市户口;曾经在体制内工作的人员,46% 为女性,94% 为城市户口。曾经在体制内工作的人员的个人收入要高于曾经在体制外工作的人员,这主要是因为曾经在体制内工作的员工拥有养老金收入。

在匹配之前,体制内和体制外人员的协变量之间的差异非常显著。采用最近邻匹配后,各变量均值的偏差基本下降了 50% 以上,两组变量的标准偏差均控制在 10% 以下,各协变量的均衡效果好,处理组和对照组的某些个体特征差异得以控制。

表 8 - 8　匹配前后协变量均值偏差及组间差异
检验（最近邻匹配法 1:1）

变量	匹配前后	平均值		标准偏差（%）	偏差下降（%）	t-test	
		体制外	体制内			t	p > t
年龄	匹配前	62.32	65.47	-36.6		-6.56	0.000
	匹配后	62.52	63.27	-8.8	76.0	-1.24	0.214
年龄平方	匹配前	3961	4357.2	-34.8		-6.19	0.000
	匹配后	3984.8	4079.6	-8.3	76.1	-1.19	0.235
受教育程度	匹配前	3.77	5.02	-64.5		-11.32	0.000
	匹配后	3.8	3.81	0.4	99.4	0.05	0.957
性别	匹配前	0.55	0.46	17.8		3.15	0.002
	匹配后	0.55	0.49	11.2	37.1	1.60	0.109
婚姻	匹配前	0.18	0.13	14.0		2.56	0.011
	匹配后	0.18	0.16	5.3	61.8	0.74	0.461
户口	匹配前	0.56	0.94	-99.2		-21.34	0.000
	匹配后	0.57	0.51	16.9	83.0	1.89	0.060
个人收入	匹配前	4.94	8.68	-93.9		-18.25	0.000
	匹配后	5.04	5.21	-4.3	95.4	-0.53	0.594
15 岁之前健康状况	匹配前	2.55	2.61	-5.0		-0.89	0.373
	匹配后	2.55	2.54	1.3	73.1	0.20	0.844
16 岁之前居住地	匹配前	1.23	1.49	-54.4		-9.28	0.000
	匹配后	1.24	1.28	-7.8	85.6	-1.19	0.233
吸烟	匹配前	0.41	0.39	3.0		0.53	0.599
	匹配后	0.41	0.43	-4.9	-66.8	-0.70	0.482
饮酒	匹配前	0.41	0.38	3.9		0.70	0.483
	匹配后	0.40	0.47	-14.8	-275.4	-2.11	0.036
参与社会活动	匹配前	0.63	0.67	-9.1		-1.62	0.105
	匹配后	0.62	0.59	5.1	44.1	0.71	0.477

续表

变量	匹配前后	平均值		标准偏差（%）	偏差下降（%）	t-test	
		体制外	体制内			t	p > t
中部地区	匹配前	0.32	0.38	-12.9		-2.26	0.024
	匹配后	0.32	0.28	8.6	32.8	1.29	0.198
西部地区	匹配前	0.22	0.25	-6.4		-1.13	0.259
	匹配后	0.23	0.26	-8.5	-32.9	-1.21	0.226

注：由于使用最近邻匹配、半径匹配和核匹配后的结果类似，因此仅以最近邻匹配法为例分析样本匹配效果。

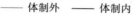

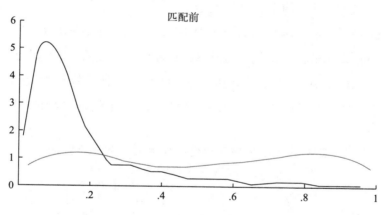

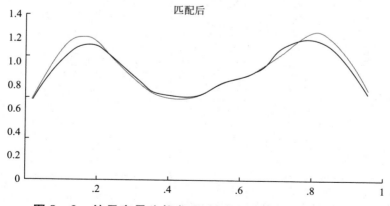

图 8 - 3　结果变量为抑郁程度时匹配前后的密度函数

图 8-3 是匹配前后的密度函数图。匹配后，体制外工作组和体制内工作组的倾向值分布得到了很大程度的改善，满足了共同支撑域假设。匹配后在很大程度上降低了体制外工作组与体制内工作组特征变量的初始差异。

2. 结果变量为生活满意度时匹配前后的均衡性检验

表 8-9 为匹配前后的结果。在匹配之前曾经在体制外工作的人员，56% 是城市户口，而曾经在体制内工作的员工 95% 为城市户口。曾经在体制内就业的成员的受教育程度均值为 5.05，高于曾经在体制外工作人员的 3.81。曾经在体制内工作的人员的个人收入要高于曾经在体制外工作的人员；曾经在体制内工作的女性所占比例低于曾经在体制外工作的女性所占比例。

在匹配之前，体制内人员和体制外人员的协变量存在显著差异。采用最近邻匹配后，两组变量的标准偏差均控制在 10% 以下，各协变量的均衡效果好，处理组和对照组的一些个体特征得到了控制。匹配前后的密度函数图（见图 8-4）也证实匹配是成功的。

表 8-9　匹配前后协变量均值偏差及组间差异
检验（最近邻匹配法 1:1）

变量	匹配前后	平均值		标准偏差（%）	偏差下降（%）	t-test	
		体制外	体制内			t	p > t
年龄	匹配前	61.97	65.23	-38.9		-6.69	0.000
	匹配后	62.15	62.29	-1.8	95.4	-0.25	0.801
年龄平方	匹配前	3912.2	4324.2	-37.3		-6.37	0.000
	匹配后	3933.1	3948.1	-1.4	96.4	-0.19	0.847
受教育程度	匹配前	3.81	5.05	-64.2		-10.91	0.000
	匹配后	3.86	3.94	-4.6	92.9	-0.63	0.531
性别	匹配前	0.56	0.47	17.9		3.06	0.002
	匹配后	0.55	0.54	2.1	88.3	0.29	0.772

续表

变量	匹配前后	平均值		标准偏差（%）	偏差下降（%）	t-test	
		体制外	体制内			t	p > t
婚姻状态	匹配前	0.18	0.13	14.7		2.61	0.009
	匹配后	0.18	0.18	− 1.4	90.2	− 0.19	0.853
户口	匹配前	0.56	0.95	− 99.8		− 20.87	0.000
	匹配后	0.57	0.54	9.5	90.5	1.02	0.310
个人收入	匹配前	4.96	8.67	− 92.7		− 17.39	0.000
	匹配后	5.06	4.86	4.8	94.8	0.57	0.568
15 岁之前健康状况	匹配前	2.54	2.61	− 6.1		− 1.05	0.292
	匹配后	2.55	2.51	3.6	41.2	0.51	0.610
16 岁之前居住地	匹配前	1.24	1.49	− 54.9		− 9.04	0.000
	匹配后	1.24	1.32	− 16.3	70.3	− 2.34	0.020
吸烟	匹配前	0.41	0.39	3		0.51	0.612
	匹配后	0.41	0.34	13.3	− 350.1	1.87	0.062
饮酒	匹配前	0.41	0.39	4		0.69	0.493
	匹配后	0.40	0.42	− 2.1	46.8	− 0.29	0.769
参与社会活动	匹配前	0.63	0.68	− 10.9		− 1.88	0.060
	匹配后	0.62	0.64	− 3.3	69.7	− 0.45	0.654
中部地区	匹配前	0.32	0.38	− 12		− 2.04	0.042
	匹配后	0.32	0.30	4.4	63.6	0.62	0.534
西部地区	匹配前	0.22	0.25	− 6.2		− 1.05	0.294
	匹配后	0.23	0.23	0	100	− 0.00	1.000

注：由于使用最近邻匹配、半径匹配和核匹配后结果类似，因此仅以最近邻匹配法为例分析样本匹配效果。

（三）倾向值匹配的分析结果

结果变量为抑郁程度时，通过三种匹配方法所使用的个体数量

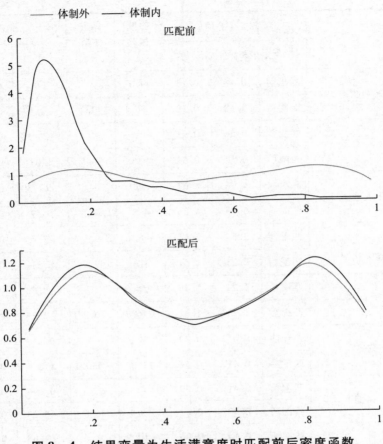

图 8 - 4　结果变量为生活满意度时匹配前后密度函数

不同（最近邻匹配和核匹配有 1627 个个案能够使用，采用半径匹配可使用的个案数量只有 1038 个）。通过不同的匹配方法，得到的平均处理效果（ATT）均为 1.57，曾经在体制外工作的中老年人比曾经在体制内工作的中老年人的抑郁程度增加了 1.57。而使用最小二乘法（运用自抽样法重复 200 次）得到 1667 个个案。相对于曾经在体制内工作的中老年人，曾经在体制外工作的中老年人的抑郁程度仅增加了 0.81。如果不考虑样本选择问题，应用最小二乘法计量抑郁程度会造成较大的选择性偏差（见表 8 - 10）。

表 8 – 10　基于 PSM 模型的体制外工作抑郁程度
估计结果（Bootstrap 200）

	体制外	体制内	ATT	Bootstrap Std. Err	z	P > |z|
最近邻匹配（1∶1）	413	1214	1.57	0.31	5.07	0.000
半径匹配（0.001）	220	818	1.57	0.30	5.20	0.000
核匹配	413	1214	1.57	0.33	4.78	0.000
最小二乘法	422	1245	0.81	0.36	2.25	0.024

　　结果变量为生活满意度时，通过三种匹配方法所使用的个案数量也不相同，最近邻匹配和核匹配，有 1521 个个案能够使用；采用半径匹配时，可使用的个案是 913 个。通过不同的匹配方法，得到的平均处理效果（ATT）均为 −0.16。曾经在体制外工作对中老年人的生活满意程度的影响效应是显著的，相对于曾经在体制内工作的中老年人，曾经在体制外工作的中老年人的生活满意度下降了 0.16。使用最小二乘法（运用自抽样法重复 200 次）得到的个案数是 1565，与使用三种匹配法得到的结果相同。说明曾经在体制外工作会在一定程度上影响中老年人的生活满意度（见表 8 – 11）。

表 8 – 11　基于 PSM 模型的体制外工作生活满意度
估计结果（Bootstrap 200）

	体制外	体制内	ATT	Bootstrap Std. Err	z	P > |z|
最近邻匹配（1∶1）	383	1138	−0.16	0.0429	3.78	0.000
半径匹配（0.001）	207	706	−0.16	0.0429	3.78	0.000
核匹配	383	1138	−0.16	0.04158	3.91	0.000
最小二乘法	390	1175	−0.16	0.0513	3.19	0.001

六　结论和讨论

在中国的市场化和城镇化进程中，乡镇企业、个体户和私营经济等非正规部门的就业规模迅速扩大（胡鞍钢、马伟，2012）。体制内和体制外的劳动力市场范围发生了变化，但体制内外工作的差异仍然十分明显，体制外工作的不安全性和不稳定性依然存在（崔钰雪，2013）。本章使用倾向值匹配方法，发现体制外工作会影响受雇者的心理健康状况，体制内工作对中老年的心理健康存在"保护效应"。目前就职于体制外的中老年人，或者目前没有工作但曾经在体制外部门就业的中老年人的心理健康状况较差。

目前在体制外工作的中老年人的抑郁程度高、生活满意度低。体制外工作的不稳定性和不安全性会给受雇者带来一定的心理压力。不安全性一方面表现在劳动合同期限短、受法律的保护不足（崔钰雪，2013），越是对受教育水平和技术性要求不高的工作，用工单位的劳动合同期限就越短，甚至没有劳动合同。一旦出现劳务纠纷，体制外劳动者由于缺乏劳动合同的保护，再加上自身缺乏对法律知识的了解，他们的利益往往不能得到有效维护（崔钰雪，2013）。不安全性另一方面表现在体制外工作者的工作环境较差，尤其是在体制内部门工作的临时工，他们往往从事单位正式职工不愿承担的工作，劳动的安全、卫生环境差，防护措施不到位，容易受到职业病的侵害（郭九吉，2003）。一旦受到侵害，这类人由于是临时工，工作期限短、更换工作单位频繁，后期发病时往往得不到法律的保护。而一些个体私营企业为了追求利润而牺牲劳动者的健康，使其工作环境恶劣、没有必要的防护措施，发病后解雇或不理睬受雇者的情况严重（郭九吉，2003）。这些体制外劳动者承受着生理健康和心理健康的双重压力，而且由于我国的社会保障制度不健全，体制外劳动部门最突出的特点就是社会保障覆盖率很低。在社会保障程度低的国家，工作不稳定性带来的健康差异会很明显。

现在没有工作但曾经受雇于体制外部门的中老年人的抑郁程度高、生活满意度低。之所以有这样的结果，除了上面的岗位不安全、工作环境差、社会保障不健全等原因之外，曾经在体制外工作的人员的劣势状况长期累积，他们在退出工作岗位之后其抑郁情况和生活满意度也不容乐观。

本章还存在一些不足：由于数据限制，只能够实证检验体制外工作会影响个体的抑郁程度和生活满意度，但不能有效测量体制外工作的不稳定性和不安全性，也没有对其形成的机制做进一步深入分析。

即便如此，本章的发现仍然具有借鉴意义。单位体制改革已进行多年，体制内的"保护效应"仍然存在，体制外工作和体制内工作的差异仍然很大，这种差异会导致个体心理健康的差异，这本身就是社会发展不平衡的结果。我国需要进一步建立和完善社会保障体系，使体制外就业者能够享受更多的社会保险和福利；进一步完善法律制度，增强劳动者的法律意识，用法律来约束体制外部门的劳动关系。通过以上措施进一步缩小体制内外差距，消除体制内外工作对个体心理健康的不利影响。

第九章

结论和展望

一 主要结论

本书使用中国健康与养老追踪调查（CHARLS）2011～2012 年全国基线调查数据，根据成年期经历的重要生命历程事件以及婚育行为的三个阶段（婚姻缔结阶段、生育阶段、婚姻关系终止后阶段）研究了婚姻匹配、生育行为、丧偶以及丧偶后再婚、离婚后再婚、体制内外工作五个方面与中老年时期的心理健康、生理健康之间的关系，主要结论如下。

第一，婚姻匹配模式与中老年健康相关。"男小女大"的年龄匹配模式下，男性和女性的抑郁程度高，发生生活自理能力缺损的可能性大。教育匹配模式与中老年心理健康的关系存在城乡之间的差异。"男低女高"模式下，农村女性的抑郁程度低，城市女性的抑郁程度高；"男高女低"模式下，农村男性的抑郁程度低，对于城市男性而言，这种关系在统计上不相关。传统的"男高女低"教育匹配模式不一定有利于中老年心理健康。同时，研究发现配偶的抑郁程度会影响中老年男性和女性的生理健康和心理健康。配偶的抑郁程度越高，中老年期的抑郁程度越高，中老年发生生活自理能力缺损的可能性也越大。中老年女性尤其是农村中老年女性仍然依赖于丈夫，丈夫的收入是影响其抑郁程度和生活自理能力的一个非常重要的因素。

第二，女性的生育行为与中老年健康有关。多育、早育对中老年健康不利，但受教育程度和个人的收入水平中介了早育与中老年女性健康之间的关系，且存在两条中介路径（早育→受教育程度→中老年健康、早育→受教育程度→个人收入→中老年健康）。生育子女数量多的女性，生活自理能力差、健康自评结果差。多育与中老年健康之间的关系存在城乡和年龄组的差异。在农村，生育子女数量多的女性的健康自评结果差；而在城市，生育子女数量与健康自评不相关。60岁及以上的老人中生育4个及以上子女的老人发生生活自理能力缺损的可能性大。早育的女性，中老年时发生生活自理能力缺损的可能性大、健康自评结果差、抑郁程度更高。受教育程度和个人收入影响了早育与中老年健康之间的关系。早育意味着很难接受更高层次的教育，从而导致一系列的社会后果，如没有稳定的工作、家庭收入低、对生活不满意和健康状况差等，这些后果会影响个体的健康。在分城乡和分年龄组样本的研究中，发现晚育与中老年心理健康之间的关系如下：农村晚育的女性，抑郁程度高；60岁及以上有晚育经历的女性，抑郁程度高。同时，还发现青少年期健康的女性在中老年期健康状况较好，过去一年从事农业劳动的女性比其他女性的健康状况好。

第三，测算了老年人口的丧偶指标，研究了夫妻年龄差对男性和女性的丧偶概率以及丧偶后存活年限的影响。研究发现，女性老人的丧偶概率高于男性老人，女性老人的丧偶概率为0.67，而男性老人的丧偶概率为0.33；婚姻维持年限为47年，丧偶之后男性存活11年，女性存活15年。夫妇年龄差对丧偶指标有较大影响。丧偶指标存在显著的城乡差异，虽然农村人口的期望寿命较低、婚姻维持年限最短、丧偶年龄最小，但丧偶后的存活年限最长。丧偶对中老年心理健康的影响要大于对生理健康的影响。丧偶的中老年人，抑郁程度高，但丧偶与健康自评、生活自理能力之间的关系在统计上不相关。

第四，丧偶后再婚与中老年心理健康相关。丧偶后再婚对丧偶者心理健康的"保护效应"要强于对生理健康的"保护效应"；丧偶后再婚对丧偶者心理健康的"保护效应"存在性别、城乡和年龄组差异。丧偶后再婚者与丧偶5年及以上者比较，在中老年期的抑郁程度低。丧偶后再婚对中老年男性的心理健康的"保护效应"强于对中老年女性的"保护效应"。丧偶后再婚的男性与丧偶5年及以上的男性相比，中老年期的抑郁程度低。而丧偶后再婚的女性，再婚与抑郁程度在统计上不相关。丧偶后再婚对农村中老年人的心理健康的"保护效应"强于对城市中老年人的"保护效应"。丧偶后再婚的农村中老年人与丧偶5年及以上的农村中老年人口相比，抑郁程度低；而在城市，丧偶后再婚与抑郁程度不相关。在70岁及以上中高龄老年组，丧偶后再婚的抑郁程度更低，丧偶后再婚对其心理健康的"保护效应"较强。

第五，离婚后再婚者，抑郁程度低、健康自评结果好，但是离婚后再婚与生活自理能力缺损之间的关系不显著。离婚后再婚对男性的心理健康的维持有一定的促进作用；但是在统计上，女性离婚后再婚与其心理健康之间没有显著的相关关系。离婚后再婚与抑郁程度之间的关系存在性别差异，离婚后再婚的男性抑郁程度低。

第六，体制外工作会影响受雇者的心理健康状况，体制内工作对中老年的心理健康存在"保护效应"。不管是目前就职于体制外，还是现在没有工作但曾经在体制外部门工作的中老年人，其心理健康状况都较差。目前在体制外工作的中老年人与体制内工作的中老年人比较，抑郁程度高、生活满意度低。现在没有工作但曾经受雇于体制外部门的与曾经受雇于体制内部门的中老年人比较，抑郁程度高、生活满意度低。

根据以上结论，本研究认为生命历程中的婚姻匹配、生育、丧偶、再婚及工作状况会影响中老年期的健康状况。婚姻的年龄匹配模式和教育匹配模式不同，对丈夫或妻子的中老年期的身体健康的影响不同。女性选择少生育、适龄生育对老年期的身心健康是有利的。婚姻关系终止会对中老年期身心健康产生不利的影响，但是丧偶后再婚以及离婚后再婚对中老年期健康有一定的"保护效应"。同时，体制内工作对中老年期的心理健康存在"保护效应"。

二 对策建议

1. 推动婚姻家庭发展教育，创建和谐健康家庭，保障中老年的身心健康

婚姻的年龄匹配和教育匹配模式会影响中老年的健康状况。同龄的夫妻、相同受教育水平的夫妻，会共同经历社会历史事件，会接受相似的价值观教育，沟通和交流会更容易，心理健康状况会更好。婚姻的年龄匹配和教育匹配模式体现了夫妻之间的"般配"程度，影响婚姻家庭生活的质量，影响婚姻关系的和谐稳定（牛建林，2016），从而影响夫妻的健康状况。目前，在政府通过调整生育政策积极应对老龄化的过程中，家庭发展成为社会关注的焦点。婚姻家庭的幸福与个人的身心健康紧密相连。在家庭中，夫妻的健康状况良好，不仅有利于整个家庭的健康成长，也将有利于整个社会的健康发展。因此，夫妻之间合适的年龄匹配和教育匹配模式、和谐健康的婚姻家庭关系，对中老年的身心健康是非常有意义的。

2. 完善社会保障制度，对丧偶老人和家庭养老存在困难的老人提供有效的照料和救助

在中国迅速老龄化的过程中，社会养老保险需求高、抚养人口比例上升、负人口红利等问题接连出现，加重了社会保障系统的负担。丧偶老人尤其是高龄丧偶老人的增多，对医疗护理、生活照料、

社会保障的需求急剧增加。在现代家庭结构和社会条件下，对老人进行长期照料会加重家庭的负担，降低生活质量。当前社会保障制度还不健全，家庭养老又存在困难，丧偶老人的照料问题是当前需要优先考虑的问题。尤其是在农村，很多丧偶老人独自居住，农村基础养老保险金的保障水平低、低保救助水平有限，很多丧偶独居老人得不到救助的机会，生活质量很差。

要真正发挥社区基层组织的养老服务作用，可以通过社区基层组织牵头，政府补贴资金的方式向丧偶独居老人提供基础的养老服务。在社区组织丰富多彩的老年主题活动，定期开展心理咨询和心理讲座活动，为丧偶老人提供更多的社会支持。

3. 移风易俗，鼓励失婚老人重新组建家庭

再婚对中老年人的健康有一定的"保护效应"，因此鼓励丧偶或离婚者，尤其是中老年期丧偶老人重新组建家庭，有利于其老年期的身心健康。再婚可使其重新获得夫妻间日常生活的互相照料，能够延长老人的生存寿命。再婚配偶的陪伴能够消除老人的孤独感，与新的配偶共同分享往事和喜怒哀乐，能够排除内心的烦恼和苦闷，使他们获得内心情感上的慰藉。

丧偶后再婚能够有效地消除老人的孤独感，填补老人内心的空虚感，增强老人生活的自信心。城市的婚姻观念相对开放，丧偶后再婚的比例较高；但农村受现实条件和传统观念的影响，丧偶后再婚仍然存在诸多障碍。因此，全社会要给老年人再婚营造宽松的氛围，鼓励丧偶老人重新组建家庭。

政府要扩大对敬老、爱老内容的宣传。孝敬老人不仅是给老人提供物质保障，更要关注老人的精神世界。利用新闻媒体宣传并在社区举办相关的主题活动，通过多途径、多渠道宣传、支持丧偶老人的再婚行为，为丧偶老人再婚营造宽松的社会舆论环境。

4. 合理计划生育子女数量和生育年龄

随着中国社会经济的发展和计划生育政策的执行，人们的生育

观念发生了根本性转变：人们的生育意愿和实际生育行为只是生育 1 个孩子还是 2 个孩子的区别，生育子女的数量明显下降。但伴随着生育政策的进一步完善，未来多子女生育的女性数量可能会增加。因此，在鼓励生育的同时也要考虑多子女生育对女性身体健康的影响，要进一步加强对育龄妇女的生育保健卫生工作。此外，随着当前"全面两孩"政策的实施，会有一些高龄产妇希望再生育，对这些高龄产妇的健康维护非常重要。

虽然在全国范围内早婚、早育现象开始减少，但在农村早婚、早育现象仍然较普遍地存在。国家卫生和计划生育委员会的 2014 年流动人口监测数据显示，早婚的农民工占农民工总人口的比例达到 18.5%。1990 年之后出生的农民工中接近一半是早婚（刘成斌、童芬燕，2016）。早婚往往伴随着早育，早育不仅对女性当时的健康有影响，还会影响其中老年时期的身心健康。

虽然生活条件和医疗条件在不断改善，但为了中老年期更加健康地生活，育龄女性需要合理计划自己的生育数量和生育年龄。

5. 完善社会保障体系，缩小体制内外保障和福利差距；完善法律制度，增强劳动者法律意识，用法律来约束体制外部门的劳动关系；加大监管力度，维护体制外劳动者的合法权益

从制度层面来看，体制外部门的就业人员在就业、医疗、教育、住房、养老等福利保障制度政策方面享受的待遇要低于体制内部门就业的人员；就执行角度而言，即使有政策制度约束，体制外部门的执行力度要远远低于体制内部门，比如职工的失业保障和生育保障政策在体制外部门的执行力度差，尤其是在中小型私营企业，这种现象尤为严重。

只有政府的制度构建和有效监督、企业的作为和积极配合、就业人员意识和认知的加强，三方共同良性运作，才能缩小体制内外福利和保障的差距，提高体制外就业人员的健康水平。

6. 启动以生命历程为基础的"终身健康"理念

目前，对于老年健康，政府主要关注社会保障制度的全覆盖、

老年人的健康照护和养老模式等问题，以保证老年人"老有所养""老有所医"。应该从生命历程的角度建立全民"终身健康"的管理制度。在子女出生前，父母接受优生优育教育，保持健康的生活习惯和良好体魄，保证健康宝宝的出生；在子女婴幼儿期，食品安全、预防接种、防止药物滥用、对婴幼儿的适度锻炼等措施的实施，能有效保障婴幼儿期的健康；在儿童青少年时期，健康理念的培养、健康习惯的养成和家庭健康教育非常重要，要加强青少年的体能训练，本研究也显示，青少年期的健康状况良好，进入中老年期的健康状况也趋于良好；当子女进入成年期，匹配的婚姻伴侣、健康和睦的家庭婚姻生活和有计划地安排生育行为对于中老年期健康都是有帮助的，同时鼓励成年劳动者采用增加健康投入、积极锻炼、合理膳食、加强定期体检等健康管理手段，积极预防疾病的发生；到老年期，对低龄老年人进行家庭护理教育，并建立对老年人群中的弱势群体如鳏寡孤独等人群进行健康福利关照的保障机制；步入高龄老年阶段后，建立长期护理机制以及临终关怀机制，使得高龄老年人能够有尊严地生活。

参考文献

Al Gharaibeh, F. M., 2015, "The Effects of Divorce on Children: Mothers' Perspectives in UAE," *Journal of Divorce & Remarriage* 56 (5), pp. 347 – 368.

Albrektsen, G., Heuch, I., Hansen, S., & Kvåle, G., 2004, "Breast Cancer Risk by Age at Birth, Time Since Birth and Time Intervals Between Births: Exploring Interaction Effects," *British Journal of Cancer* 92 (1), pp. 167 – 175.

Alonzo, A. A., 2002, "Long-term Health Consequences of Delayed Childbirth: Nhanes III," *Women's Health Issues* 12 (1), pp. 37 – 45.

Amato, P. R., 2010, "Research on Divorce: Continuing Trends and New Developments," *Journal of Marriage and Family* 72 (3), pp. 650 – 666.

Amato, P. R., Johnson, D. R., Booth, A., & Rogers, S. J., 2003, "Continuity and Change in Marital Quality Between 1980 and 2000," *Journal of Marriage and Family* 65 (1), pp. 1 – 22.

Andersen, A. M. N., Wohlfahrt, J., Christens, P., Olsen, J., & Melbye, M., 2000, "Maternal Age and Fetal Loss: Population Based Register Linkage Study," *BMJ-British Medical Journal-Clinical Research Edition* 320 (7251), pp. 1708 – 1712.

Arber, S. , 2004, "Gender, Marital Status, and Ageing: Linking Mate-rial, Health, and Social Resources, " *Journal of Aging Studies* 18 (1), pp. 91 - 108.

Baker, D. P. , Leon, J. , Smith Greenaway, E. G. , Collins, J. , & Movit, M. , 2011, "The Education Effect on Population Health: A Reassess-ment," *Population and Development Review* 37 (2), pp. 307 - 332.

Baker, K. R. , Ofstedal, M. B. , Zimmer, Z. , Tang, Z. , & Chuang, Y. L. , 2005, "Reciprocal Effects of Health and Economic Well-be-ing Among Older Adults in Taiwan and Beijing," *Policy Research Di-vision Working Paper*, No. 197, = doi. org/10. 31899/pgy2. 1020.

Bardasi, E. , & Francesconi, M. , 2004, "The Impact of Atypical Em-ployment on Individual Wellbeing: Evidence from a Panel of British Workers," *Social Science and Medicine* 58 (9), pp. 1671 - 1688.

Baron, R. M. , & Kenny, D. A. , 1986, "The Moderator-mediator Varia-ble Distinction in Social Psychological Research: Conceptual, Strate-gic, and Statistical Considerations," *Journal of Personality and So-cial Psychology* 51 (6), pp. 1173 - 1182.

Barrett, A. E. , 2000, "Marital Trajectories and Mental Health," *Journal of Health and Social Behavior* 41 (12), pp. 451 - 464.

Beard, C. M. , Fuster, V. , & Annegers, J. F. , 1984, "Reproductive-History in Women with Coronary Heart Disease: A Case-control Stud-y," *American Journal of Epidemiology* 120 (1), pp. 108 - 114.

Becker, G. S. , Landes, E. M. , & Michael, R. T. , 1977, "An Econom-ic Analysis of Marital Instability," *Journal of Political Economy* 85 (6), pp. 1141 - 1187.

Benach, J. , Benavides, F. G. , Platt, S. , Diez-Roux, A. , & Muntaner, C. , 2000, "The Health-damaging Potential of New Types of Flexible Employment: A Challenge for Public Health Researchers, " *American*

Journal of Public Health 90 （8）, pp. 1316 – 1317.

Benach, J. , Muntaner, C. , & Santana, V. , 2007, "Employment Conditions and Health Inequalities," Final Report to the WHO. Employment conditions knowledge network （EMCONET）, Commission on Social Determinants of Health （CSDH）, Sept 20, http://eprints. mdx. ac. uk/7235/.

Benach, J. , Vives, A. , Amable, M. , Vanroelen, C. , Tarafa, G. , & Muntaner, C. , 2014, "Precarious Employment: Understanding an Emerging Social Determinant of Health," *Annual Review of Public Health* 35 （1）, pp. 229 – 253.

Ben-Zur, H. , 2012, "Loneliness, Optimism, and Well-being Among Married, Divorced, and Widowed Individuals," *The Journal of Psychology* 146 （1 – 2）, pp. 23 – 36.

Bonnet, C. , Gobillon, L. , & Laferrère, A. , 2010, "The Effect of Widowhood on Housing and Location Choices," *Journal of Housing Economics* 19 （2）, pp. 94 – 108.

Bookwala, J. , Marshall, K. I. , & Manning, S. W. , 2014, "Who Needs a Friend? Marital Status Transitions and Physical Health Outcomes in Later Life," *Health Psychology* 33 （6）, pp. 505 – 515.

Brookhart, M. A. , Schneeweiss, S. , Rothman, K. J. , Glynn, R. J. , Avorn, J. , & Sturmer, T. , 2006, "Variable Selection for Propensity Score Models," *American Journal of Epidemiology*, 163 （12）, pp. 1149 – 1156.

Brown, D. C. , Hummer, R. A. , &Hayward, M. D. , 2014, "The Importance of Spousal Education for the Self-Rated Health of Married Adults in the United States," *Population Research and Policy Review* 33 （1）, pp. 127 – 151.

Buss, D. M. , 1998, "Sexual Strategies Theory: Historical Origins and

Current Status," *The Journal of Sex Research* 35 (1), pp. 19 – 31.

Cameron, N., & Demerath, E. W., 2002, "Critical Periods in Human Growth and Their Relationship to Diseases of Aging," *American journal of Physical Anthropology* 119 (S35), pp. 159 – 184.

Carr, D., & Springer, K. W., 2010, "Advances in Families and Health Research in the 21st Century," *Journal of Marriage and Family* 72 (3), pp. 743 – 761.

Carstensen, L. L., 1992, "Social and Emotional Patterns in Adulthood: Support for Socioemotional Selectivity theory," *Psychology and Aging* 7 (3), pp. 331 – 338.

Case, A., & Deaton, A., 2005, "Broken Down by Work and Sex: How our Health Declines," in *Analyses in the Economics of Aging*, Wise, D, A., eds., Chicago: University of Chicago Pres, pp. 185 – 212.

Chen, G. D., & Lei, X. Y., 2009, " 'Fertility Effect' or 'Supporting Effect': Quantity of Children and Parental Health," *Frontiers of Economics in China* 4 (4), pp. 601 – 616.

Chen, J. H., Gill, T. M., & Prigerson, H. G., 2005, "Health Behaviors Associated with Better Quality of Life for Older Bereaved Persons," *Journal of Palliative Medicine* 8 (1), pp. 96 – 106.

Cheong, J., 2011, "Accuracy of Estimates and Statistical Power for Testing Meditation in Latent Growth Curve Modeling," *Structural Equation Modeling: A Multidisciplinary Journal* 18 (2), pp. 195 – 211.

Choi, K. H., & Vasunilashorn, S., 2014, "Widowhood, Age Heterogamy, and Health: the Role of Selection, Marital Quality, and Health Behaviors," *The Journals of Gerontology Series B, Psychological Sciences and Social Sciences* 69 (1), pp. 123 – 134.

Chou, K. L., & Chi, I., 2000, "Stressful Events and Depressive Symptoms Among Old Women and Men: A Longitudinal Study," *In-*

ternational Journal of Aging and Human Development 51 (4), pp. 275 – 293.

Christakis, N. A., & Fowler, J. H., 2009, *Connected: The Surprising Power of Our Social Networks and How They Shape Our Lives*, New York: Little, Brown and Co.

Coley, R. L., & Chase-Lansdale, P. L., 1998, "Adolescent Pregnancy and Parenthood: Recent Evidence and Future Directions," *American Psychologist* 53 (2), p. 152.

Cottini, E., & Lucifora, C., 2013, "Mental Health and Working Conditions in Europe, " *Industrial & Labor Relations Review* 66 (4), pp. 958 – 988.

Davidson, P. M., DiGiacomo, M., & McGrath, S. J., 2011, "The Feminization of Aging: How Will This Impact on Health Outcomes and Services?" *Health Care for Women International* 32 (12), pp. 1031 – 1045.

Delbaere, I., Verstraelen, H., Goetgeluk, S., Martens, G., De Backer, G., & Temmerman, M., 2007, "Pregnancy Outcome in Primiparae of Advanced Maternal Age," *European Journal of Obstetrics and Gynecology and Reproductive Biology* 135 (1), pp. 41 – 46.

Derenski, A., & Landsburg, S. B., 1981, *The Age Taboo: Younger Men-older Women Relationships*, Boston: Little, Brown.

DiMaggio, P., & Garip, F., 2012, "Network Effects and Social Inequality, " *Annual Review of Sociology* 38 (1), pp. 93 – 118.

Doblhammer, G., 2000, "Reproductive History and Mortality Later in Life: A Comparative Study of England and Wales and Austria," *Population Studies* 54 (2), pp. 169 – 176.

Dolan, P., Peasgood, T., & White, M., 2008, "Do We Really Know What Makes Us Happy? A Review of the Economic Literature on the

Factors Associated with Subjective Well-being," *Journal of Economic Psychology* 29 (1), pp. 94 – 122.

Donkin, A., Goldblatt, P., & Lynch, K., 2002, "Inequalities in Life Expectancy by Social Class 1972 – 1999," *Health Statistics Quarterly* 15 (5), pp. 5 – 15.

Dooley, D., Prause, J., & Ham-Rowbottom, K. A., 2000, "Underemployment and Depression: Longitudinal Relationships," *Journal of Health and Social Behavior* 41 (4), pp. 421 – 436.

Drefahl, S., 2010, "How does the Age Gap Between Partners Affect Their Survival?" *Demography* 47 (2), pp. 313 – 326.

Ehlert, C., & Schaffner, S., 2011, *Health Effects of Temporary Jobs in Europe* (No. 295), Ruhr Economic Papers. https://www. econstor. eu/handle/10419/61673.

Ehlert, C. R., & Schaffner, S., 2011, "Health Effects of Temporary Jobs in Europe," *Ruhr Economic Papers*, No. 295.

Eng, P. M., Kawachi, I., Fitzmaurice, G., & Rimm, E. B., 2005, "Effects of Marital Transitions on Changes in Dietary and Other Health Behaviours in Us Male Health Professionals," *Journal of Epidemiology & Community Health* 59 (1), p. 56.

Engström, G., Khan, F. A., Zia, E., Jerntorp, I., Pessah-Rasmussen, H., Norrving, B., & Janzon, L., 2004, "Marital Dissolution is Followed by An Increased Incidence of Stroke," *Cerebrovascular Diseases* 18 (4), pp. 318 – 324.

Ensel, W. M., Peek, M. K., Lin, N., & Lai, G., 1996, "Stress in the Life Course," *Journal of Aging & Health* 8 (3), pp. 389 – 416.

Ferrie, J. E., 2001, "Is Job Insecurity Harmful to Health?" *Journal of the Royal Society of Medicine* 94 (2), pp. 71 – 76.

Ferrie, J. E., Shipley, M. J., Newman, K., Stansfeld, S. A., & Marmot,

M. , 2005, "Self-reportedJob Insecurity and Health in the Whitehall ii Study: Potential Explanations of the Relationship," *Social Science and Medicine* 60 (7), pp. 1593 – 1602.

Flury, B. , & Riedwyl, H. , 1988, "Comparing the Covariance Structures of Two Groups," *Multivariate Statistics*, Springer Netherlands, pp. 234 – 262.

Fox, A. J. , Bulusu, L. , & Kinlen, L. , 1979, "Mortality and Age Differences in Marriage," *Journal of Biosocial Science* 11 (2), pp. 117 – 131.

Fritz, M. S. , & MacKinnon, D. P. , 2007, "Required Sample Size to Detect the Mediated Effect," *Psychological Science* 18 (3), pp. 233 – 239.

Gähler, M. , 2006, "To Divorce Is to Die a Bit: A Longitudinal Study of Marital Disruption and Psychological Distress Among Swedish Women and Men," *Family Journal* 14 (4), pp. 372 – 382.

Gash, V. , & McGinnity, F. , 2007, "Fixed-term Contracts: the New European Inequality? Comparing Men and Women in West Germany and France," *Socio-Economic Review* 5 (3), pp. 467 – 496.

Gebel, M. , & Giesecke, J. , 2011, "Labor Market Flexibility and Inequality: The Changing Skill-based Temporary Employment and Unemployment Risks in Europe," *Social Forces* 90 (1), pp. 17 – 39.

Goldman, N. , & Lord, G. , 1983, "Sex Differences in Life Cycle Measures of Widowhood," *Demography* 20 (2), pp. 177 – 195.

Granovetter, M. S. , 1973, "The Strength of Weak Ties," *American Journal of Sociology* 78 (6), pp. 1360 – 1380.

Grundy, E. , & Holt, G. , 2000, "AdultLife Experiences and Health in Early Old Age in Great Britain, " *Social Science and Medicine* 51 (7), pp. 1061 – 1074.

Grundy, E. , & Kravdal, Ø. , 2010, "Fertility History and Cause-specific Mortality: A Register-based Analysis of Complete Cohorts of Norwegian Women and Men," *Social Science and Medicine* 70 （11）, pp. 1847 – 1857.

Grundy, E. , & Tomassini, C. , 2005, "Fertility History and Health in Later Life: A Record Linkage Study in England and Wales," *Social Science and Medicine* 61 （1）, pp. 217 – 228.

Grundy, E. , 2009, "Women's Fertility and Mortality in Late Mid Life: A Comparison of Three Contemporary Populations," *American Journal of Human Biology: The Official Journal of the Human Biology Council* 21 （4）, pp. 541 – 547.

Ha, J. H. , & Ingersoll-Dayton, B. , 2011, "Moderators in the Relationship Between Social Contact and Psychological Distress Among Widowed Adults," *Aging and Mental Health* 15 （3）, pp. 354 – 363.

Hank, K. , 2010, "Childbearing History, Later-life Health, and Mortality in Germany," *Population Studies* 64 （3）, pp. 275 – 291.

Hayes, A. F. , Preacher, K. J. , & Myers, T. A. , 2011, "Mediation and the Estimation of Indirect Effects in Political Communication Research," *Sourcebook for Political Communication Research: Methods, Measures, and Analytical Techniques* 23, pp. 434 – 465.

Hayward, M. D. , & Gorman, B. K. , 2004, "The Long Arm of Childhood: The Influence of Early-life Social Conditions on Men's Mortality," *Demography* 41 （1）, pp. 87 – 107.

Henretta, J. C. , 2007, "Early Childbearing, Marital Status, and Women's Health and Mortality After Age 50," *Journal of Health and Social Behavior* 48 （3）, pp. 254 – 266.

Hirschl, T. A. , Altobelli, J. , & Rank, M. R. , 2003, "Does Marriage Increase the Odds of Affluence? Exploring the Life Course Probabilities," *Journal of Marriage and Family* 65 （4）, pp. 927 – 938.

Hofferth, S. L. , & Moore, K. A. , 1979, "Early Childbearing and Later

Economic Well-Being," *American Sociological Review* 44 (5), pp. 784 – 815.

Holmes, T. H., & Rahe, R. H., 1967, "The Social Readjustment Rating Scale," *Journal of Psychosomatic Research* 11 (2), pp. 213 – 218.

Hoogendijk, E., van Groenou, M. B., van Tilburg, T., & Deeg, D., 2008, "Educational Differences in Functional Limitations: Comparisons of 55 – 65 – year-olds in the Netherlands in 1992 and 2002," *International Journal of Public Health* 53 (6), pp. 281 – 289.

House, J. S., Landis, K. R., & Umberson, D., 1988, "Social Relationships and Health," *Science* 241 (4865), pp. 540 – 545.

Hu, Y., & Goldman, N., 1990, "Mortality Differentials by Marital Status: An International Comparison," *Demography* 27 (2), pp. 233 – 250.

Hu, Y., & To, S., 2018, "Family Relations and Remarriage Postdivorce and Postwidowhood in China," *Journal of Family Issues* 39 (8), pp. 2286 – 2310.

Huang, Q., & Chen, G., 2014, "Does Marriage Affect Survival Among the Elderly in China?" *Gerontechnology* 13 (2), p. 214.

Hughes, M. E., & Waite, L. J., 2009, "Marital Biography and Health at Mid-life," *Journal of Health and Social Behavior* 50 (3), pp. 344 – 358.

Hurt, L. S., Ronsmans, C., & Thomas, S. L., 2006, "The Effect of Number of Births on Women's Mortality: Systematic Review of the Evidence for Women Who Have Completed Their Childbearing," *Population Studies* 60 (1), pp. 55 – 71.

Hussmanns, R., 2001, "Informal Sector and Informal Employment: Elements of a Conceptual Framework," in Fifth Meeting of the Expert Group on Informal Sector Statistics (Delhi Group), New Delhi, pp. 19 – 21.

Idler, E. L. , & Benyamini, Y. , 1997, "Self-ratedHealth and Mortality: A Review of Twenty-seven Community Studies," *Journal of Health and Social Behavior* 38 (1), pp. 21 – 37.

Ikeda, A. , Iso, H. , Toyoshima, H. , Fujino, Y. , Mizoue, T. , Yoshimura, T. , & Tamakoshi, A. , 2007, "Marital Status and Mortality Among Japanese Men and Women: The Japan Collaborative Cohort Study," *BMC Public Health* 7 (1), p. 73.

Jacobson, L. , 2000, "The Family as Producer of Health—an Extended Grossman Model," *Journal of Health Economics* 19 (5), pp. 611 – 637.

Jahoda, M. , 1982, *Employment and Unemployment: A Social-psychological Analysis* , Cambridge: Cambridge University Press.

Jasienska, G. , 2009, "Reproduction and Lifespan: Trade-offs, Overall Energy Budgets, Intergenerational Costs, and Costs Neglected by Research," *American Journal of Human Biology* 21 (4), pp. 524 – 532.

Jiang, Q. , Yang, S. , Sánchez Barricarte, & Jesús Javier. , 2016, "Can China Afford Rapid Ageing?" *Springer Plus* 5 (1), pp. 1 – 8.

Joutsenniemi, K. , Martelin, T. , Koskinen, S. , Martikainen, P. , Harkanen, T. , Luoto, R. , &Aromaa, A. , 2006, "Official Marital Status, Cohabiting, and Self-rated health—Time Trends in Finland, 1978 – 2001," *European Journal of Public Health* 16 (5), pp. 476 – 483.

Kalmijn, M. , 1998, "Intermarriage and Homogamy: Causes, Patterns, Trends," *Annual Review of Sociology* 24 (1), pp. 395 – 421.

Kane, A. A. , 2013, *Marital Status and Self-Rated Health*, Doctoral Dissertation, San Diego State University.

Keyfitz, N. , & Caswell, H. , 2005, *Applied Mathematical Demography*, New York: Springer.

Kiecolt-Glaser, J. K. , & Newton, T. L. , 2001, "Marriage and Health:

His and Hers," *Psychological Bulletin* 127 (4), pp. 472 – 503.

Kiernan, K. E., 1988, "Who Remains Celibate?" *Journal of Biosocial Science* 20 (3), pp. 253 – 263.

Kiernan, K. E., 1989. "Who Remains Childless?" *Journal of Biosocial Science*, 21 (4): pp. 387 – 398.

Kington, R., Lillard, L., & Rogowski, J., 1997, "Reproductive History, Socioeconomic Status, and Self-reported Health Status of Women Aged 50 Years or Older," *American Journal of Public Health* 87 (1), pp. 33 – 37.

Kivimaki, M., Vahtera, J., Virtanen, M., Elovainio, M., Pentti, J., & Ferrie, J. E., 2003, "Temporary Employment and Risk of Overall and Cause-specific Mortality," *American Journal of Epidemiology* 158 (7), pp. 663 – 668.

Klein Hesselink, D. J., & Van Vuuren, T., 1999, "Job Flexibility and Job Insecurity: The Dutch Case, " *European Jouranl of Work & Organizational Psychology* 8 (2), pp. 273 – 293.

Klinger-Vartabedian, L., & Wispe, L., 1989, "Age Differences in Marriage and Female Longevity," *Journal of Marriage and Family* 51 (1), pp. 195 – 202.

Korinek, K., Zimmer, Z., & Gu, D., 2011, "Transitions in Marital Status and Functional Health and Patterns of Intergenerational Coresidence Among China's Elderly Population," *The Journals of Gerontology Series B*, *Psychological Sciences and Social Sciences 66B* (2), pp. 260 – 270.

Krause, N. M., & Jay, G. M. 1994, "What do Global Self-rated Health Items Measure?" *Medical Care* 32 (9), pp. 930 – 942.

Kuan, T., 2015, *Love's Uncertainty: The Politics and Ethics of Child Rearing in Contemporary China*, CA: University of California Press.

Lampard, R. , & Peggs, K. , 1999, "Repartnering: The Relevance of Parenthood and Gender to Cohabitation and Remarriage Among the Formerly Married," *The British Journal of Sociology* 50 (3), pp. 443 –465.

László, K. D. , Pikhart, H. , Kopp, M. S. , Bobak, M. , Pajak, A. , Malyutina, S. , & Marmot, M. , 2010, "Job Insecurity and Health: A Study of 16 European Countries," *Social Science and Medicine* 70 (6), pp. 867 –874.

Lee, G. R. , Willetts, M. C. , & Seccombe, K. , 1998, "Widowhood and Depression: Gender Differences," *Research on Aging* 20 (5), pp. 611 –630.

Lee, S. , Cho, E. , Grodstein, F. , Kawachi, I. , Hu, F. B. , & Colditz, G. A. , 2005, "Effects of Marital Transitions on Ehanges in Dietary and Other Health Behaviours in us Women," *International Journal of Epidemiology* 34 (1), pp. 69 –78.

Leigh, J. P. , & Fries, J. F. , 1992, "Predictors of Disability in a Longitudinal Sample of Patients with Rheumatoid Arthritis," *Annals of the Rheumatic Diseases* 51 (5), pp. 581 –587.

Li, Y. , Chi, I. , Krochalk, P. C. , & Xu, L. , 2011, "Widowhood, Family Support, and Self-rated Health Among Older Adults in China," *International Journal of Social Welfare* 20 (S1), pp. S72 –S85.

Lindström, M. , & Rosvall, M. , 2012, "Marital Status, Social Capital, Economic Stress, and Mental Health: A Population-based Study," *The Social Science Journal* 49 (3), pp. 339 –342.

Liu, H. , & Umberson, D. J. , 2008, "The Times They are a Changing: Marital Status and Health Differentials From 1972 to 2003," *Journal of Health and Social Behavior* 49 (3), pp. 239 –253.

Liu, M. , & Chan, C. 1999, "Enduring Violence and Staying in Marriage: Stories of Battered Women in Rural China," *Violence Against Women* 5 (12), pp. 1469 – 1492.

Lynch, J., & Kaplan, G., 2000, "Socioeconomic Position," in *Social Epidemiology*, Berkman, & Kawachi, eds., NewYork: Oxford University Press, pp. 13 – 35.

Macho, S., & Ledermann, T., 2011, "Estimating, Testing, and Comparing Specific Effects in Structural Equation Models: The Phantom Model Approach," *Psychological Methods* 16 (1), pp. 34 – 43.

MacKinnon, D. P., Lockwood, C. M., & Williams, J., 2004, "Confidence Limits for theIndirect Effect: Distribution of the Product and Resampling Methods," *Multivariate Behavioral Research* 39 (1), pp. 99 – 128.

MacKinnon, D. P., Lockwood, C. M., Hoffman, J. M., West, S. G., & Sheets, V., 2002, "A Comparison of Methods to Test Mediation and Other Intervening Variable Effects," *Psychological Methods* 7 (1), pp. 83 – 104.

Madigan, M. P., Ziegler, R. G., Benichou, J., Byrne, C., & Hoover, R. N., 1995, "Proportion of Breast Cancer Cases in the United States Explained by Well-established Risk Factors," *Journal of the National Cancer Institute* 87 (22), pp. 1681 – 1685.

Martikainen, P., & Valkonen, T., 1996, "Mortality After Death of Spouse in Relation to Duration of Bereavement in Finland," *Journal of Epidemiology and Community Health* 50 (3), pp. 264 – 268.

Martin-Matthews, A., 2011, "Revisiting Widowhood in Later Life: Changes in Patterns and Profiles, Advances in Research and Understanding," *Canadian Journal on Aging* 30 (3), pp. 339 – 354.

Masocco, M., Pompili, M., Vichi, M., Vanacore, N., Lester, D., & Tatarelli, R., 2008, "Suicide and Marital Status in Italy," *Psychi-*

atric Quarterly 79 (4), pp. 275 – 285.

Mazur, A. , & Michalek, J. , 1998, "Marriage, Divorce, and Male Testosterone," *Social Forces* 77 (1) pp. 315 – 330.

McGovern, P. , Smeaton, D. , & Hill, S. , 2004, "Bad Jobs in Britain: Nonstandard Employment and Job Quality," *Work Occupations* 31 (2), pp. 225 – 249.

Michael, Y. L. , Berkman, L. F. , Colditz, G. A. , & Kawachi, I. , 2001, "Living Arrangements, Social Integration, and Change in Functional Health Status," *American Journal of Epidemiology* 153 (2), pp. 123 – 131.

Mirowsky, J. , & Ross, C. E. , 2003, *Education, Social Status, and Health*, New York: A. Routledge.

Mirowsky, J. , 2005, "Age at First Birth, Health, and Mortality," *Journal of Health and Social Behavior* 46 (1), pp. 32 – 50.

Mirowsky, J. , 2002, "Parenthood and Health: The Pivotal and Optimal Age at First Birth," *Social Forces* 81 (1), pp. 315 – 349.

Monden, C. W. , Van Lenthe, F. , De Graaf, N. D. , & Kraaykamp, G. , 2003, "Partner's and Own Education: Does Who You Live with Matter for Self-assessed Health, Smoking and Excessive Alcohol Consumption?" *Social Science and Medicine* 57 (10), pp. 1901 – 1912.

Murray, J. E. , 2000, "Marital Protection and Marital Selection: Evidence from a Historical-prospective Sample of American Men," *Demography*, 37 (4), pp. 511 – 521.

Myers, R. J. , 1959, *Statistical Measures in the Marital Life Cycles of Men and Women*, International Population Conference: Im Selbstverlag, pp. 229 – 233.

Noda, T. , Ojima, T. , Hayasaka, S. , Hagihara, A. , Takayanagi, R. , & Nobutomo, K. , 2009, "The Health Impact of Remarriage Behavior on Chronic Obstructive Pulmonary Disease: Findings from the US Longitudinal Survey," *BMC Public Health* 9 (1), pp. 1 – 6.

Paganini-Hill, A. , 1996, "Estrogen Replacement Therapy in the Elderly," *Zentralblatt fur Gynakologie* 118 (5), pp. 255 – 261.

Perkins, H. W. , & Harris, L. B. , 1990, "Familial Bereavement and Health in Adult Life Course Perspective," *Journal of Marriage and Family* 52 (1), pp. 233 – 241.

Perls, T. T. , & Fretts, R. C. , 2001, "The Evolution of Menopause and Human Life Span," *Annals of Human Biology* 28 (3), pp. 237 – 245.

Ploubidis, G. B. , & Grundy, E. , 2009, "Later-life Mental Health in Europe: A Country-level Comparison," *The Journals of Gerontology Series B: Psychological Sciences and Social Sciences* 64 (5), pp. 666 – 676.

Polivka, A. E. , & Nardone, T. , 1989, "On the Definition of Contingent Work," *Monthly Labor* 112 (12), pp. 9 – 16.

Poston, D. L. , & Min, H. , 2008, "The Effects of Sociodemographic Factors on the Hazard of Dying Among Chinese Oldest Old," *in Healthy Longevity in China*, Zeng, Y. , Poston, D. J. , Vlosky, D. A. , Gu, D. N. , eds. , New York: Springer, pp. 121 – 131.

Potter, D. , 2010, "Psychosocial Well-being and the Relationship Between Divorce and Children 's Academic Achievement," *Journal of Marriage and the Family* 72 (4), pp. 933 – 946.

Powdthavee, N. , 2009, "I Can't Smile Without You: Spousal Correlation in Life Satisfaction," *Journal of Economic Psychology* 30 (4), pp. 675 – 689.

Pradeep, N. , & Sutin, A. R. , 2015, "Spouses and Depressive Symptoms in Older Adulthood," *Scientific Reports*, 5: http://doi. org/ 10. 1038/srep08594.

Preacher, K. J. , & Hayes, A. F. , 2004, "SPSS and SAS Procedures for Estimating Indirect Effects in Simple Mediation Models," *Behavior Research Methods, Instruments, and Computers* 36 (4), pp. 717 – 731.

Presser, H. B. , 1975, "Age Differences Between Spouses: Trends, Patterns, and Social Implications," *American Behavioral Scientist* 19 (2), pp. 190 – 205.

Prior, P. M. , & Hayes, B. C. , 2003, "The Relationship Between Marital Status and Health an Empirical Investigation of Differences in Bed Occupancy Within Health and Social Care Facilities in Britain, 1921 – 1991," *Journal of Family Issues* 24 (1), pp. 124 – 128.

Proulx, C. M. , Helms, H. M. , & Buehler, C. , 2010, "Marital Quality and Personal Well-being: A Meta-analysis," *Journal of Marriage and Family* 69 (3), pp. 576 – 593.

Qian, Y. , & Qian, Z. , 2014, "The Gender Divide in Urban China: Singlehood and Assortative Mating by Age and Education," *Demographic Research* 31 (45), pp. 337 – 1364.

Rappaport, S. R. , 2013, "Deconstructing the Impact of Divorce on Children," *Family Law Quarterly* 47 (3), pp. 353 – 377.

Read, S. , Grundy, E. , & Wolf, D. A. , 2011, "Fertility History, Health, and Health Changes in Later Life: A Panel Study of British Women and Men Born 1923 – 49," *Population Studies* 65 (2), pp. 201 – 215.

Reczek, C. , Pudrovska, T. , Carr, D. , Thomeer, M. B. , & Umberson, D. , 2016, "Marital Histories and Heavy Alcohol Use Among Older Adults," *Journal of Health and Social Behavior*, 57 (1), pp. 77 – 96.

Rich-Edwards, J. , 2002, "Teen Pregnancy is Not a Public Health Crisis in the United States. It is Time We Made it One," *International Journal of Epidemiology* 31 (3), pp. 555 – 556.

Rindfuss, R. R., Morgan, S. P., & Swicegood, C. G., 1984, "The Transition to Motherhood: The Intersection of Structural and Temporal Dimensions," *American Sociological Review* 49 (3), pp. 359 – 372.

Rodriguez, E., 2002, "Marginal Employment and Health in Britain and Germany: Does Unstable Employment Predict Health?" *Social Science & Medicine* 55 (6), pp. 963 – 979.

Rogers, R. G., 1996, "The Effects of Family Composition, Health, and Social Support Linkages on Mortality," *Journal of Health and Social Behavior* 37 (4), pp. 326 – 338.

Romans, S., Cohen, M., & Forte, T., 2011, "Rates of Depression and Anxiety in Urban and Rural Canada," *Social Psychiatry and Psychiatric Epidemiology* 46 (7), pp. 567 – 575.

Rose, C. L., & Bell, B., 1971, *Predicting Longevity: Methodology and Critique*, Lexington: D. C. Health and Company.

Rubin, D. B., & Thomas, N., 1996, "Matching Using Estimated Propensity Scores: Relating Theory to Practice," *Biometrics*, 52 (1), pp. 249 – 264.

Santow, G., 1995, "Social Roles and Physical Health: The Case of Female Disadvantage in Poor Countries," *Social Science and Medicine* 40 (2), pp. 147 – 161.

Sasson, I., & Umberson, D. J., 2014, "Widowhood and Depression: New Light on Gender Differences, Selection, and Psychological Adjustment," *The Journals of Gerontology Series B, Psychological Sciences and Social Sciences* 69 (1), pp. 135 – 145.

Scafato, E., Galluzzo, L., Gandin, C., Ghirini, S., Baldereschi, M., & Capurso, A., et al., 2008, "Marital and Cohabitation Status as Predictors of Mortality: A 10-year Follow-up of an Italian Elderly Cohort," *Social Science and Medicine* 67 (9), pp. 1456 – 1464.

Scherer, S. , 2009, "The Social Consequences of Insecure Jobs," *Social Indicators Research* 93 (3), pp. 527 – 547.

Shafer, K. , 2013, "Disentangling the Relationship Between Age and Marital History in Age-assortative Mating," *Marriage and Family Review* 49 (1), pp. 83 – 114.

Shehan, C. L. , Berardo, F. M. , Vera, H. , & Carley, S. M. , 1991, "Women in Age-discrepant Marriages," *Journal of Family Issues* 12 (3), pp. 291 – 305.

Shor, E. , Roelfs, D. J. , Curreli, M. , Clemow, L. , Burg, M. M. , & Schwartz, J. E. , 2012, "Widowhood and Mortality: A Meta-analysis and Meta-regression," *Demography* 49 (2), pp. 575 – 606.

Skalická, V. , & Kunst, A. E. , 2008, "Effects of Spouses' Socioeconomic Characteristics on Mortality Among Men and Women in a Norwegian Longitudinal Study," *Social Science and Medicine* 66 (9), pp. 2035 – 2047.

Smith, K. P. , & Christakis, N. A. , 2008, "Social Networks and Health," *Annual Review of Sociology* 34 (1), pp. 405 – 429.

Smith, K. R. , Mineau, G. P. , & Bean, L. L. , 2002, "Fertility and Post-reproductive Longevity," *Biodemography and Social Biology* 49 (3 – 4), pp. 185 – 205.

Snowdon, D. A. , Kane, R. L. , Beeson, W. L. , Burke, G. L. , Sprafka, J. M. , Potter, J. , & Phillips, R. L. , 1989, "Is Early Natural Menopause a Biologic Marker of Health and Aging?" *American Journal of Public Health* 79 (6), pp. 709 – 714.

Spence, N. J. , 2008, "The Long-term Consequences of Childbearing: Physical and Psychological Well-being of Mothers in Later Life," *Research on Aging* 30 (6), pp. 722 – 751.

Srinivasan, S. R. , Bao, W. , Wattigney, W. A. , & Berenson, G. S. ,

1996, "Adolescent Overweight is Associated with Adult Overweight and Related Multiple Cardiovascular Risk Factors: The Bogalusa Heart Study," *Metabolism: Clinical and Experimental* 45 (2), pp. 235 – 240.

Stock, J., & Yogo, M., 2005, "Asymptotic Distributions of Instrumental Variables Statistics with Many Instruments," *Identification and Inference for Econometric Models: Essays in Honor of Thomas Rothenberg*, Andrews and Stock, eds., Cambridge: Cambridge University Press, pp. 109 – 120.

Stroebe, M., Schut, H., & Stroebe, W., 2007, "Health Outcomes of Bereavement," *Lancet* 370 (9603), pp. 1960 – 1973.

Sudha, S., Mutran, E. J., Williams, I. C., & Suchindran, C., 2006, "Childbearing History and Self-reported Well-being in Later Life— Contrasting Older African American and White Women," *Research on Aging* 28 (5), pp. 599 – 621.

Teti, D. M., Lamb, M. E., & Elster, A. B., 1987, "Long-range Socioeconomic and Marital Consequences of Adolescent Marriage in Three Cohorts of Adult Males," *Journal of Marriage and Family* 49 (3), pp. 499 – 506.

Thompson, L. W., Breckenridge, J. N., Gallagher, D., & Peterson, J., 1984, "Effects of Bereavement on Self-perceptions of Physical Health in Elderly Widows and Widowers," *Journal of Gerontology* 39 (3), pp. 309 – 314.

Tucker, J. S., Friedman, H. S., Wingard, D. L., & Schwartz, J. E., 1996, "Marital History at Midlife As a Predictor of Longevity: Alternative Explanations to the Protective Effect of Marriage," *Health Psychol* 15 (2), pp. 94 – 101.

Tzeng, M. S., 1992, "The Effects of Socioeconomic Heterogamy and

Changes on Marital Dissolution for First Marriages," *Journal of Marriage and the Family* 54 (30), pp. 609 – 619.

Umberson, D. , & Montez, K. J. , 2010, "Social Relationships and Health: A Flashpoint for Health Policy," *Journal of Health and Social Behavior* 51 (1 Suppl), pp. S54 – S66.

Umberson, D. , 1992, "Gender, Marital Status and the Social Control of Health Behavior, " *Social Science and Medicine* 34 (8), pp. 907 – 917.

Umberson, D. , Wortman, C. B. , & Kessler, R. C. , 1992, "Widowhood and Depression: Explaining Long-term Gender Differences in Vulnerability," *Journal of Health and Social Behavior*, 33 (1), pp. 10 – 24.

Umberson, D. , Chen, M. D. , House, J. S. , Hopkins, K. , & Slaten, E. , 1996, "The Effect of Social Relationships on Psychological Wellbeing: Are Men and Women Really So Different?" *American Sociological Review* 61 (5), pp. 837 – 857.

United Nations Department of Economic and Social Affairs Population Division, 2019, World Population Prospects, https://www. un. org/development/desa/pol/.

Van Den Brink, C. L. , Tijhuis, M. , Van Den Bos, G. A. , Giampaoli, S. , Kivinen, P. , Nissinen, A. , & Kromhout, D. , 2004, "Effect of Widowhood on Disability Onset in Elderly Men from Three European Countries," *Journal of the American Geriatrics Society* 52 (3), pp. 353 – 358.

Van Grootheest, D. S. , Beekman, A. T. , Van Groenou, M. B. , & Deeg, D. J. , 1999, "Sex Differences in Depression After Widowhood: Do Men Suffer More?" *Social Psychiatry and Psychiatric Epidemiology* 34 (7), pp. 391 – 398.

Ventura, S. J. , Martin, J. A. , Curtin, S. C. , & Mathews, T. J. , 1998,

"Report of Final Natality Statistics, 1996", *Monthly Vital Statistics Report* 46 (11 Suppl), pp. 1 – 99.

Virtanen, M., Kivimäki, M., Joensuu, M., Virtanen, P., Elovainio, M., & Vahtera, J., 2005, "Temporary Employment and Health: A Review," *International Journal of Epidemiology* 34 (3), pp. 610 – 622.

Virtanen, P., Liukkonen, V., Vahtera, J., Kivimaki, M., & Koskenvuo, M., 2003, "Health Inequalities in the Workforce: The Labour Market Coreperiphery Structure," *International Journal of Epidemiology* 32 (6), pp. 1015 – 1021.

Von Soest, T., & Hagtvet, K. A., 2011, "Mediation Analysis in a Latent Growth Curve Modeling Framework," *Structural Equation Modeling: A Multidisciplinary Journal* 18 (2), pp. 289 – 314.

Waenerlund, A. K., Virtanen, P., & Hammarström, A., 2011, "Is Temporary Employment Related to Health Status? Analysis of the Northern Swedish Cohort," *Scandinavian Journal of Public Health* 39 (5), pp. 533 – 539.

Waite, L. J., 2009, "Marital History and Well-Being in Later Life," in *International Handbook of Population Aging*, Peter Uhlenberg, eds., Springer, Dordrecht, pp. 691 – 704.

Waite, L. J., & Gallagher, M., 2001, *The Case for Marriage: Why Married People are Happier, Healthier, and Better off Financially*, New York: Broadway Books.

Wang, Q., & Zhou, Q., 2010, "China's Divorce and Remarriage Rates: Trends and Regional Disparities," *Journal of Divorce & Remarriage* 51 (4), pp. 257 – 267.

Wilcox, S., Evenson, K. R., & Aragaki, A., 2003, "The Effects of Widowhood on Physical and Mental Health, Health Behaviors, and Health Outcomes: The Women's Health Initiative," *Health Psychol-*

ogy: *Official Journal of the Division of Health Psychology*, *American Psychological Association* 22 （5）, pp. 513 – 522.

Williams, K. , & Umberson, D. , 2004, "MaritalStatus, Marital Transitions, and Health: A Gendered Life Course Perspective," *Journal of Health and Social Behavior* 45 （1）, pp. 81 – 98.

Williams, K. , 2004, "The Transition to Widowhood and the Social Regulation of Health: Consequences for Health and Health Risk Behavior," *The Journals of Gerontology Series B*, *Psychological Sciences and Social Sciences* 59 （6）, pp. S343 – 349.

Wilmoth, J. , & Koso, G. , 2002, "Does Marital History Matter? Marital Status and Wealth Outcomes Among Preretirement Adults," *Journal of Marriage and Family* 64 （1）, pp. 254 – 268.

Wilson, C. M. , & Oswald, A. J. , 2005, "How does Marriage Affect Physical and Psychological Health? A Survey of the Longitudinal Evidence," *IZA Discussion Paper* No. 1619, Available at SSRN: https://ssrn. com/abstract = 735205.

Wolinsky, F. D. , & Johnson, R. J. , 1992, "Widowhood, Health Status, and the use of Health Services by Older Adults: A Cross-sectional and Prospective Spproach," *Journal of Gerontology* 47 （1）, pp. S8 – 16.

Wood, R. G. , Goesling, B. , & Avellar, S. , 2007, "The Effects of Marriage on Health: A Synthesis of Recent Research Evidence," *Washington DC: Mathematica Policy Research Reports*.

Wu, Z. , & Hart, R. , 2002, "The Effects of Marital and Nonmarital Union Transition on Health," *Journal of Marriage and Family* 64 （2）, pp. 420 – 432.

Wyke, S. , & Ford, G. , 1992, "Competing Explanations for Associations Between Marital Status and Health," *Social Science and Medicine* 34

（5），pp. 523 – 532.

Zeng, Y. , & Vaupel, J. W. , 2004, "Association of Late Childbearing with Healthy Longevity Among the Oldest-old in China," *Population Studies* 58 (1), pp. 37 – 53.

Zhang, B. , & Li, J. , 2011, "Gender and Marital Status Differences in Depressive Symptoms Among Elderly Adults: The Roles of Family Support and Friend Support," *Aging and Mental Health* 15 (7), pp. 844 – 854.

Zhang, Z. , & Hayward, M. D. , 2006, "Gender, the Marital Life Course, and Cardiovascular Disease in Late Midlife," *Journal of Marriage and Family* 68 (3), pp. 639 – 657.

Zhao, X. , Lynch Jr, J. G. , & Chen, Q. , 2010, "Reconsidering Baron and Kenny: Myths and Truths About Mediation Analysis," *Journal of Consumer Research* 37 (2), pp. 197 – 206.

Zijdeman, R. L. , & Maas, I. , 2010, "Assortative Mating by Occupational Status During Early Industrialization," *Research in Social Stratification and Mobility* 28 (4), pp. 395 – 415.

陈华峰、陈华帅，2012，《婚姻状态对老年负性情绪影响的队列研究》，《中国心理卫生杂志》第 2 期。

陈华帅、魏强，2009，《婚姻对老年健康与存活影响的经济学理论研究》，《中国卫生经济》第 10 期。

陈立新、陈功、郑晓瑛，2008，《北京城市丧偶老人抑郁症状及其影响因素分析》，《中国老年学杂志》第 7 期。

陈瑞、郑毓煌、刘文静，2013，《中介效应分析：原理、程序、Bootstrap 方法及其应用》，《营销科学学报》第 4 期。

陈文华、朱良、陈淑君，2004，《婚姻习俗与文化》，黑龙江人民出版社。

陈文娟，2009，《中年农村居民养老观念与养老保险有效需求研究》，博士学位论文，武汉大学。

陈友华、徐愫，2011，《中国老年人口的健康状况、福利需求与前景》，《人口学刊》第 5 期。

陈友华，1991，《中国女性初婚、初育年龄变动的基本情况及其分析》，《中国人口科学》第 5 期。

崔钰雪，2013，《体制内外劳动力市场的灵活性与安全性差异研究》，《中国劳动关系学院学报》第 2 期。

杜鹏、殷波，2004，《两代人对老年人再婚态度的实证分析》，《人口研究》第 4 期。

段塔丽，2008，《西部欠发达地区农村女性在家庭资源分配中被"边缘化"问题探讨》，《陕西师范大学学报》（哲学社会科学版）第 1 期。

方杰、张敏强、邱皓政，2012，《中介效应的检验方法和效果测量：回顾与展望》，《心理发展与教育》第 1 期。

费孝通，2012，《乡土中国 生育制度 乡土重建》，商务印书馆。

风笑天、王晓焘，2016，《从独生子女家庭走向后独生子女家庭——"全面二孩"政策与中国家庭模式的变化》，《中国青年社会科学》第 2 期。

风笑天，2015，《"男大女小"的婚配模式是否改变——兼与刘爽，梁海艳等学者商榷》，《探索与争鸣》第 3 期。

风笑天，2012a，《城市青年择偶方式：未婚到已婚的变化及相关因素分析》，《江苏行政学院学报》第 2 期。

风笑天，2012b，《青年婚配类型与夫妻关系——全国五大城市 1216 名已婚青年的调查分析》，《社会科学》第 1 期。

高颖、张秀兰，2012，《从再婚人口的性别差异看城市女性的再婚困境——以北京为例》，《南方人口》第 5 期。

耿德伟，2013，《多子多福？——子女数量对父母健康的影响》，《南方人口》第 3 期。

顾宝昌，1992，《论生育和生育转变：数量，时间和性别》，《人口研究》第 6 期。

顾大男，2003，《婚姻对中国高龄老人健康长寿影响的性别差异分析》，《中国人口科学》第 3 期。

管典安，2014，《人口老龄化背景下农村老人再婚问题研究》，《东岳论丛》第 2 期。

郭东海，1994，《中国妇女平均初育、终育年龄及平均生育期长度发展趋势论析》，《人口与经济》第 6 期。

郭九吉，2003，《城镇临时工职业病危害的现况及其控制对策》，《工业卫生与职业病》第 6 期。

郭维明，2003，《20 世纪 90 年代我国婚育模式的初步分析》，《人口学刊》第 5 期。

郭艳茹、张琳，2013，《保姆换养老：收入、健康对中老年女性再婚的影响》，《世界经济文汇》第 1 期。

郭志刚，2007，《认真做好当前生育水平的监测与研究》，《中国人口科学》第 4 期。

郭志刚，2010，《中国的低生育率与被忽略的人口风险》，《国际经济评论》第 6 期。

国家统计局人口统计司，1986，《中国第一期深入的生育力调查初步报告》，《人口研究》第 1 期。

国务院全国 1% 人口抽样调查领导小组办公室、国家统计局人口和就业统计司编，2007，《2005 年全国 1% 人口抽样调查资料》，中国统计出版社。

国务院全国 1% 人口抽样调查领导小组办公室、国家统计局人口和就业统计司编，2016，《2015 年全国 1% 人口抽样调查资料》，中国统计出版社。

国务院人口普查办公室、国家统计局人口统计司，1993，《中国 1990 年人口普查资料》，中国统计出版社。

国务院人口普查办公室、国家统计局人口和社会科技统计司编，2002，《中国 2000 年人口普查资料》，中国统计出版社。

国务院人口普查办公室、国家统计局人口和就业统计司编，2012，《中国 2010 年人口普查资料》，中国统计出版社。

韩丹，2010，《工作满意度："体制内"与"体制外"就业者的比较研究》，《社会科学辑刊》第 6 期。

韩广勤，2010，《经济社会地位对老年人健康状况的影响研究——以上海为例》，硕士学位论文，华东师范大学。

胡安宁，2012，《倾向值匹配与因果推论：方法论述评》，《社会学研究》第 1 期。

胡安宁，2015，《社会科学因果推断的理论基础》，社会科学文献出版社。

胡鞍钢、马伟，2012，《现代中国经济社会转型：从二元结构到四元结构（1949—2009）》，《清华大学学报》（哲学社会科学版）第 1 期。

胡鞍钢、赵黎，2006，《我国转型期城镇非正规就业与非正规经济（1990—2004）》，《清华大学学报》（哲学社会科学版）第 3 期。

黄光成，1996，《传统禁忌习俗与生育健康》，《云南社会科学》第 4 期。

黄庆波，2014，《中国老年人的婚姻与死亡风险的研究》，《老龄科学研究》第 11 期。

黄玉琴，2015，《当代农村再婚问题探讨：以华中 S 县为例》，《中国农业大学学报》（社会科学版）第 4 期。

江苏省人口普查办公室，1988，《早婚早育状况及其影响》，《人口学刊》第 5 期。

姜全保，2010，《中国生育水平预测与生育政策展望》，《公共管理学报》第 4 期。

姜向群，2004，《"搭伴养老"现象与老年人再婚难问题》，《人口研究》第 3 期。

姜玉，2015，《我国女性初婚年龄变动研究》，《中国统计》第 10 期。

焦开山，2010，《中国老人丧偶与其死亡风险的关系分析——配偶照顾的作用》，《人口研究》第 3 期。

金一虹，2002，《再婚与再婚家庭研究》，《学海》第 1 期。

赖德胜，1996，《论劳动力市场的制度性分割》，《经济科学》第 6 期。

雷晓燕、许文健、赵耀辉，2015，《高攀的婚姻令人满意吗？婚姻匹配模式及其长远影响》，《经济学》第 1 期。

李国经，1988，《我国妇女平均生育年龄动态分析（1960－1981 年)》，《人口学刊》第 3 期。

李后建，2013，《门当户对的婚姻会更幸福吗？基于婚姻匹配结构与主观幸福感的实证研究》，《人口与发展》第 2 期。

李虎、吴晶、冯志玉，2013，《国外临时性员工研究的回顾和展望》，《城市问题》第 4 期。

李坚，2001，《自评健康与客观健康的关系》，《暨南大学学报》（自然科学版）第 1 期。

李建新、王小龙，2014，《初婚年龄，婚龄匹配与婚姻稳定——基于 CFPS 2010 年调查数据》，《社会科学》第 3 期。

李路路，2013，《"单位制"的变迁与研究》，《吉林大学社会科学学报》第 1 期。

李萍、刘灿，1999，《论中国劳动力市场的体制性分割》，《经济学家》第 6 期。

李小云、董强、刘晓茜等，2006，《资产占有的性别不平等与贫困》，《妇女研究论丛》第 6 期。

李迎生，1997，《现代社会中的离婚问题：成因与影响》，《人口研究》第 1 期。

李煜、吴家麟，2011，《择偶中的生肖匹配——基于层叠拓扑模型的实证研究》，《青年研究》第 6 期。

李煜，2008，《婚姻的教育匹配：50 年来的变迁》，《中国人口科学》第 3 期。

李元珍，2013，《老人再婚与代际关系变迁——湖北省老人再婚现象调查》，《华中科技大学学报》（社会科学版）第 1 期。

梁中堂、谭克俭、景世民，2000，《20 世纪最后 20 年中国妇女生育水平变动研究》，《中国人口科学》第 1 期。

刘成斌、童芬燕，2016，《陪伴，爱情与家庭：青年农民工早婚现象研究》，《中国青年研究》第 6 期。

刘晶，2004，《子女数对农村高龄老人养老及生活状况的影响》，《中国人口科学》第 1 期。

刘培毅、何慕陶，1991，《婚姻，家庭与心理健康——对 118 对年轻知识分子的调查分析》，《中国心理卫生杂志》第 5 期。

马磊，2015，《同类婚还是异质婚？——当前中国婚姻匹配模式的分析》，《人口与发展》第 3 期。

牛建林，2016，《夫妻教育匹配对婚姻关系质量的影响研究》，《妇女研究论丛》第 4 期。

彭大松，2015，《个人资源、家庭因素与再婚行为——基于 CFPS2010 数据的分析》，《社会学研究》第 4 期。

彭思耘，2013，《性别、健康、婚姻状况分析——基于中国老龄纵向健康长寿调查》，硕士学位论文，西南财经大学。

彭希哲、姚宇，2004，《厘清非正规就业概念，推动非正规就业发展》，《社会科学》第 7 期。

齐良书，2008，《婚姻经济学研究进展》，《经济学动态》第 9 期。

齐晓安，2006，《东西方生育文化比较》，中国人口出版社。

齐亚强、牛建林，2012，《新中国成立以来我国婚姻匹配模式的变迁》，《社会学研究》第 1 期。

石人炳，2005，《中国离婚丧偶人口再婚差异性分析》，《南方人口》第 3 期。

宋璐，2008，《劳动力外流下中国农村老年人家庭代际支持性别分工研究》，博士学位论文，西安交通大学。

孙怀阳、李希如，1992，《八十年代以来的中国人口增长》，《中国国情国力》第 2 期。

陶涛、张现苓，2013，《六普人口数据的漏报与重报》，《人口研究》第 1 期。

田雪原、陈胜利，2006，《生育文化研究》，中国财政经济出版社。

佟新，2010，《人口社会学》，北京大学出版社。

王广州、戈艳霞，2013，《中国老年人口丧偶状况及未来发展趋势研究》，《老龄科学研究》第 1 期。

王广州、胡耀岭，2012，《我国生育政策的历史沿革及发展方向》，《中国党政干部论坛》第 11 期。

王俊、龚强、王威，2012，《"老龄健康"的经济学研究》，《经济研究》第 1 期。

王俊，2011，《老年人健康的跨学科研究：从自然科学到社会科学》，北京大学出版社。

王宇中，2006，《婚姻的两维度多层次匹配理论的构建》，《南京师范大学学报》（社会科学版）第 2 期。

王云飞，2011，《从养老角度重新审视婚姻的价值》，《新西部》（下旬·理论版）第 2 期。

王智波、李长洪，2014，《婚姻匹配结构与主观幸福感——来自中国大样本微观数据的实证研究》，《南方人口》第 4 期。

魏晓，2011，《农村丧偶老人生活困境的原因和对策分析》，《湖北经济学院学报》（人文社会科学版）第 4 期。

吴要武、蔡昉，2006，《中国城镇非正规就业：规模与特征》，《中国劳动经济学》第 2 期。

吴愈晓、王鹏、黄超，2015，《家庭庇护、体制庇护与工作家庭冲突——中国城镇女性的就业状态与主观幸福感》，《社会学研究》第 6 期。

武中哲，2007，《单位制变革与劳动力市场中的性别不平等》，博士学位论文，上海大学。

夏吟兰，2008，《对离婚率上升的社会成本分析》，《甘肃社会科学》第 1 期。

徐安琪、王友竹，1991，《离异者再婚能成功吗?》，《社会》第 9 期。

徐安琪、叶文振，2001，《父母离婚对子女的影响及其制约因素——来自上海的调查》，《中国社会科学》第 6 期。

徐安琪、叶文振，1999，《中国婚姻质量研究》，中国社会科学出版社。

徐安琪，1997，《上海女性择偶行为的现状和变迁》，《妇女研究论丛》第 4 期。

徐安琪，2000，《择偶标准：五十年变迁及其原因分析》，《社会学研究》第 6 期。

徐佳，2015，《布迪厄"婚姻策略"概念评析——一种新的社会学理论视角》，《长春理工大学学报》（社会科学版）第 10 期。

薛进军、高文书，2012，《中国城镇非正规就业：规模，特征和收入差距》，《经济社会体制比较》第 6 期。

杨记，2007，《影响再婚的个人和社会因素分析》，《西北人口》第 1 期。

杨立新，2005，《论准婚姻关系》，《中州学刊》第 6 期。

姚远，2000，《转变生育文化不应忽视习俗问题》，《人口学刊》第 2 期。

易松国，2006，《离婚的后果：离婚女性的定量分析及思考——以深圳市为例》，《江西社会科学》第 5 期。

曾毅、王德明，1995，《上海、陕西、河北三省市女性再婚研究》，《中国人口科学》第 5 期。

张建国、山崎秀夫、阪部创一，2012，《老年体质的异质性及生命历程中累积的影响》，《体育与科学》第 2 期。

张思齐，2017，《离婚对家庭成员影响的差异性探讨——基于当代西方社会学者研究的视角》，《国外社会科学》第 2 期。

张文霞、朱冬亮，2005，《家庭社会工作》，社会科学文献出版社。

张延吉、秦波，2015，《城镇正规就业与非正规就业的收入差异研究》，《人口学刊》第 4 期。

张翼，2003，《中国阶层内婚制的延续》，《中国人口科学》第 4 期。

赵建，2011，《临时就业问题研究评述》，《经济学动态》第 7 期。

赵利娜，2009，《建国初期妇女生育保健事业研究（1949 – 1959）》，硕士学位论文，四川师范大学。

赵忻怡、潘锦棠，2014，《城市女性丧偶老人社会活动参与和抑郁状况的关系》，《妇女研究论丛》第 2 期。

郑真真，1997，《关于生育健康的分解与综合研究的思考》，《人口研究》第 6 期。

郑真真，2001，《中国高龄老人丧偶和再婚的性别分析》，《人口研究》第 5 期。

中国社会科学院语言研究所词典编辑室编，2005，《现代汉语词典》，商务印书馆。

中华全国妇女联合会妇女研究所、陕西省妇女联合会研究室编，1991，《中国妇女统计资料（1949 – 1989）》，中国统计出版社。

仲亚琴，2014，《儿童期社会经济地位与中老年健康状况的关系研究》，博士学位论文，山东大学。

周建芳，2015，《丧偶对农村老年人口的健康影响研究》，《人口与发展》第 4 期。

周炜丹，2009，《中国配偶年龄差初步研究》，《南方人口》第 1 期。

祝乐，2015，《再婚老人家庭紧张关系调适个案工作实践报告》，硕士学位论文，长春工业大学。

庄渝霞，2006，《社会生育成本研究》，博士学位论文，厦门大学。

左冬梅，2011，《生命历程视角下农村老年人家庭代际支持的年龄模式研究》，博士学位论文，西安交通大学。

附 录

健康相关问题问卷[*]

健康自评

在这部分中，我们将要求受访者完成两次自我健康状况评价。第一次是在这部分的开头；第二次则放在这部分的结尾。在问卷中，自我评价的问题以随机的形式出现。

如果受访者被随机分在第一组（DA 部分 =1），跳至 DA001

如果受访者被随机分在第二组（DA 部分 =2），跳至 DA002

DA001. 接下来我们问一些与您健康状况相关的问题。您觉得您的健康状况怎么样？是极好、很好、好、一般，还是不好？

（1）极好

（2）很好

（3）好

（4）一般

（5）不好

DA002. 下面我将问到一些关于您的健康状况的问题。您认为您

---

* 中国健康与养老追踪调查全国问卷涉及 8 个模块，问卷内容丰富。由于篇幅所限，本部分只列出本书中使用的与健康相关的关键变量，完整问卷下载网址：http://charls. pku. edu. cn/zh-CN。

的健康状况怎样？是很好、好、一般、不好，还是很不好？

（1）很好

（2）好

（3）一般

（4）不好

（5）很不好

DA079. 您觉得您的健康状况是很好、好、一般、不好，还是很不好？

（1）很好

（2）好

（3）一般

（4）不好

（5）很不好

DA080. 您觉得您自己的健康状况怎么样？是极好、很好、好、一般，还是不好？

（1）极好

（2）很好

（3）好

（4）一般

（5）不好

日常生活自理能力

下面我们想了解一下您日常生活的情况。请问您目前是否因为身体、精神、情感或者记忆方面的问题导致完成下面我们提到的一些日常行为有困难。我们指的"困难"不包括那些预计三个月内能够解决的困难。

DB010. 请问您是否因为健康和记忆的关系，自己穿衣服有困难？穿衣服包括从衣橱中拿出衣服、穿上衣服、扣上纽扣、系上腰带。

（1）没有困难

（2）有困难但仍可以完成

（3）有困难，需要帮助

（4）无法完成

DB011. 请问您是否因为健康和记忆的关系，洗澡有困难？

（1）没有困难

（2）有困难但仍可以完成

（3）有困难，需要帮助

（4）无法完成

DB012. 请问您是否因为健康和记忆的关系，自己吃饭有困难，比如自己夹菜？（定义：当饭菜准备好以后，自己吃饭定义为用餐）

（1）没有困难

（2）有困难但仍可以完成

（3）有困难，需要帮助

（4）无法完成

DB013. 您起床、下床有没有困难？

（1）没有困难

（2）有困难但仍可以完成

（3）有困难，需要帮助

（4）无法完成

DB014. 请问您是否因为健康和记忆的关系，上厕所有困难，包括蹲下、站起？

（1）没有困难

（2）有困难但仍可以完成

（3）有困难，需要帮助

（4）无法完成

DB015. 请问您是否因为健康和记忆的关系，控制大小便有困

难？（自己能够使用导尿管或者尿袋算能够控制自理）

（1）没有困难

（2）有困难但仍可以完成

（3）有困难，需要帮助

（4）无法完成

抑郁程度问题

下面 10 道问题是有关您上周的感觉及行为，每道题目的答案都是一样的，如卡片 12 所示，包括很少或者根本没有、不太多、有时或者说有一半的时间还是大多数的时间，请您选择合适的答案。

DC009. 我因一些小事而烦恼。

（1）很少或者根本没有（<1 天）

（2）不太多（1~2 天）

（3）有时或者说有一半的时间（3~4 天）

（4）大多数的时间（5~7 天）

DC010. 我在做事时很难集中精力。

（1）很少或者根本没有（<1 天）

（2）不太多（1~2 天）

（3）有时或者说有一半的时间（3~4 天）

（4）大多数的时间（5~7 天）

DC011. 我感到情绪低落。

（1）很少或者根本没有（<1 天）

（2）不太多（1~2 天）

（3）有时或者说有一半的时间（3~4 天）

（4）大多数的时间（5~7 天）

DC012. 我觉得做任何事都很费劲。

（1）很少或者根本没有（<1 天）

（2）不太多（1~2 天）

（3）有时或者说有一半的时间（3~4天）

（4）大多数的时间（5~7天）

DC013. 我对未来充满希望。

（1）很少或者根本没有 （<1天）

（2）不太多 （1~2天）

（3）有时或者说有一半的时间（3~4天）

（4）大多数的时间（5~7天）

DC014. 我感到害怕。

（1）很少或者根本没有 （<1天）

（2）不太多 （1~2天）

（3）有时或者说有一半的时间（3~4天）

（4）大多数的时间（5~7天）

DC015. 我的睡眠不好。

（1）很少或者根本没有 （<1天）

（2）不太多 （1~2天）

（3）有时或者说有一半的时间（3~4天）

（4）大多数的时间（5~7天）

DC016. 我很愉快。

（1）很少或者根本没有 （<1天）

（2）不太多 （1~2天）

（3）有时或者说有一半的时间（3~4天）

（4）大多数的时间（5~7天）

DC017. 我感到孤独。

（1）很少或者根本没有 （<1天）

（2）不太多 （1~2天）

（3）有时或者说有一半的时间（3~4天）

（4）大多数的时间（5~7天）

DC018. 我觉得我无法继续我的生活。

（1）很少或者根本没有（<1 天）

（2）不太多（1~2 天）

（3）有时或者说有一半的时间（3~4 天）

（4）大多数的时间（5~7 天）

致 谢

感谢北京大学"中国健康与养老追踪调查"（China Health and Retirement Longitudinal Study，CHARLS）课题组提供的宝贵调查数据。本书出版受西安工程大学学科建设经费资助。

图书在版编目（CIP）数据

生命历程事件与中老年健康 / 李晓敏，姜全保著
. -- 北京：社会科学文献出版社，2020.6
ISBN 978 - 7 - 5201 - 6636 - 2

Ⅰ.①生… Ⅱ.①李… ②姜… Ⅲ.①中年人 - 健康
- 研究②老年人 - 健康 - 研究 Ⅳ.①R161

中国版本图书馆 CIP 数据核字（2020）第 079993 号

生命历程事件与中老年健康

著　　者／李晓敏　姜全保

出 版 人／谢寿光
组稿编辑／高　雁
责任编辑／颜林柯
文稿编辑／杨鑫磊

出　　版／社会科学文献出版社·经济与管理分社（010）59367226
　　　　　地址：北京市北三环中路甲 29 号院华龙大厦　邮编：100029
　　　　　网址：www. ssap. com. cn
发　　行／市场营销中心（010）59367081　59367083
印　　装／三河市尚艺印装有限公司

规　　格／开 本：787mm × 1092mm　1/16
　　　　　印 张：15　字 数：201 千字
版　　次／2020 年 6 月第 1 版　2020 年 6 月第 1 次印刷
书　　号／ISBN 978 - 7 - 5201 - 6636 - 2
定　　价／148. 00 元

本书如有印装质量问题，请与读者服务中心（010 - 59367028）联系